U0047741

一流の人はなぜ風邪をひかないのか？
MBA医師が教える本当に正しい予防と対策33

一流的人為什麼不會感冒？

醫師告訴你正確

預防感冒　對抗感冒　快速復原

的33種對策

裴英洙

醫師・醫學博士——著

劉愛夌——譯

簡單小習慣，病毒不上身！

醫師教你

如何杜絕感冒、流感

獻給絕對不能感冒的你！

病毒擊退作戰表

(PROGRAM TO PROTECT YOURSELF)

提案前、大考前、出差前、結婚宴客前、懷孕期間……等

「防感」動起來！

只要養成以下的生活習慣，就可大幅降低罹患感冒的機率。

如果你在書店拿起了這本書、翻到了這一頁，請即刻付諸實行。

- □ 嚼口香糖、喝飲料，常保喉嚨濕潤
- □ 盡量用「鼻子」呼吸
- □ 一天洗「手」十一次
- □ 洗手後用「紙巾」擦至全乾
- □ 乾手酒精消毒，搓至全乾
- □ 使用鋼圈型口罩應秉持「一天一包」原則
- □ 一天至少「漱口」三次
- □ 睡眠應超過自己的「平均睡眠時數」
- □ 接種流感疫苗
- □ 時時提醒自己「不要摸臉」
- □ 書和筆等物品不外借
- □ 坐飛機、電車等交通工具，應選「最後面的座位」
- □ 洗手前不挖鼻孔

5 大病毒巢穴

①擁擠的場所
②密閉空間
③感冒患者所在之處
④租借物品
⑤裸露在外的公用物品

↓ 像是……

勿近勿碰！「感冒病毒危險地帶」

去過下述場所或接觸過下述物品後，請務必洗手漱口！

× 醫院診所等「醫療機關」
× 擁擠的電車或巴士
× 交通工具或公共設施的「把手」、「手拉環」
× 一群人去「KTV 包廂」
× 空氣乾燥的「會議室」或「教室」
× 書店、圖書館的「展示冊」或「試閱本」
× 兒童樓層等「孩童聚集處」
× 自動販賣機、電器用品等的「按鈕」、「開關」
× 公用「門把」、「電腦」、「電話」、「查詢機」、「筆」
× 餐廳或咖啡廳
× 設有「烘手機」的公廁……等

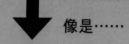

洗淨病毒！
「防感洗手 10 步驟」

① 淋溼手，抹肥皂
② 洗手心
③ 洗手背
④ 洗指縫
⑤ 洗指甲縫
⑥ 用手心搓洗拇指
⑦ 洗手腕
⑧ 沖水
⑨ 用紙巾擦至全乾
⑩ 用酒精消毒液重複②～⑦步驟，搓至全乾

漱清病毒！
「防感漱口 3 步驟」

① 準備一杯冷水或溫水
② 含一口水，面部朝前，鼓動嘴巴，漱洗整個口腔，將水吐出
③ 含一口水，抬頭發出「啊」的聲音，將水吐出

病毒不上身！
「戴口罩 4 步驟」

① 戴上口罩，遮覆口鼻，貼覆面部不留空隙
② 每移動到不同地點就更換口罩
③ 換口罩時只摸掛耳繩
④ 換完口罩後，用「防感洗手十步驟」洗手

前言

獻給絕對不能感冒的你！

你知道感冒的正確知識嗎？

- 攝取「維生素C」對預防感冒效果不彰
- 去看醫生感冒也不會好
- 「漱口藥」的防感效果沒有特別好
- 「抗生素」對感冒無效
- 把感冒傳染給別人也不會好
- 在飛機機艙內，罹患感冒的風險是日常生活的「一百倍以上」

你是否符合以下事項？

「公司好多人都得了流感，我好怕中標……」

「我的工作不能因為一點小感冒就請假……」

「下禮拜就要上台提案了，這幾天我無論如何都不能感冒！」

「我家小孩大考當前……身為考生的父母，這時感冒就太對不起他了！」

「我是孕婦，醫生提醒我要注意身體、小心不要感冒，具體而言該怎麼做才好？」

「我每次都在緊要關頭感冒……」

「好羨慕那些每天都精神奕奕的人喔！」

你是早出晚歸的商務人士嗎？

或是每天為學業或運動打拼的學生？

還是每天為家事忙得團團轉的家庭主婦（夫）呢？

這個社會要求我們隨時全力以赴，表現出最好的自己。

身為現代人，**可不能因為一點小病痛就在家休息好幾天**。

無論身體再怎麼健壯，一年總會遇到幾次**「絕對不能感冒」**的時候。

一般認為冬季較容易感冒，但其實，有時夏天感冒反而更嚴重。

也就是說，我們一年四季都面臨感冒的威脅。

在訂定計畫時，基本上都是以「身體健康」為前提，沒有人會在行事曆上提前寫下「感冒請假」這種預定事項。

也因為這個原因，突然感冒才如此令人傷腦筋。

「如果我沒有感冒的話，一定能做得更好……」

「我如果再不好起來，就不能照預定計畫行動了……」

相信各位一定都吃過這種「感冒虧」吧？

我在寫這本書的期間，也一度差點感冒。

然而，**我沒有去看醫生，也沒有跟公司請假**。

為什麼呢？因為我運用多年來的經驗和最新醫學理論，執行了各種「防感對策」。

而這些對策，都毫不保留地寫進了本書之中。

●為什麼沒人告訴你「正確的防感對策」？

感冒是再常見不過的疾病。

然而，世人卻對感冒一知半解。

為什麼呢？

因為，感冒主要是經由病毒感染，而引發感冒的病毒種類**超過兩百種**。

也就是說，「感冒」並非某種病毒所引發的特定疾病。

病毒有無數種，而感冒只是其中某些病毒所引發症狀的「總稱」。

一百人就有一百種感冒，原因百百種，症狀也不盡相同。

說實在話，我們醫師碰到「感冒」就一個頭兩個大。

因為就連最新醫學也無法釐清感冒的原因與機制，至今既無根治方法，也沒有立竿見影的特效藥。關於這一點，我們將在之後詳述。

無論醫術多麼高明的名醫，都無法百分之百預防和根治感冒。

近來醫學界以**「實證醫療」**（Evidence-based Medicine，簡稱ＥＢＭ）為主流。

以往醫師幫病患治療時，是基於個人經驗或是醫界傳統做法，現在則是依據科學調查的研究成果。

西醫特別重視「實證」的概念，也因為這個原因，醫療科技才能日新月異，不斷發展進步。

然而「感冒」在「實證醫療」中仍屬「開發中疾病」。

每年各種研究推陳出新，不斷出現新的感冒實證。

遺憾的是，**至今仍未找到可以一舉「殲滅」所有感冒病毒的方法**。

•別再聽信「坊間謠言」了！

因為上述原因，坊間流傳著許多毫無根據的「感冒偏方」，甚至有人主張用「精神」對抗感冒。

相信各位一定都聽過以下說法：

「只不過是感冒而已，有必要請假不上班嗎？」
「只要意志夠堅定，感冒就會痊癒。」
「中藥對感冒無效。」
「笨蛋不會感冒。」
「酒含酒精，而酒精可以消毒，所以喝酒對治療感冒非常有效。」

這些全都是無稽之談。

不過這也證明了一件事，大多人對於處理感冒都「不求甚解」，不是倚賴自身的過往經驗，就是聽信父母親友的說法或是網路謠言，甚至不知道這些資訊是否正確。

而本書所介紹的「抗感對策」，**都是基於現代醫學見解和科學知識所設計，一般人在生活中就可以輕鬆執行**，達到「預防感冒」及「儘早痊癒」的效果。

這些方法匯集了現任內科醫師、急診室醫師、藥師等專業意見，並有醫療統計數據、近一百五十篇最新研究論文和文獻做後盾。

本書除了分享大多數醫師、專家都同意的做法，也會介紹幾個較有爭議的方式。後者已有一定可信度，只是實證仍未充足。但無論哪一種方法，都是各位在生活中可以輕鬆實行的防感、抗感對策。

• 你跟我一樣絕對不能感冒嗎？請務必試試我的方法！

我除了是醫師的身分之外，也是經營者兼顧問。

最近我還接下某大學的特聘教授職務，過著跟各位同樣忙碌的生活。

我本是外科醫師起家，每天忙著動手術和處理緊急病患，忙到連睡覺的時間都沒有。

後來我發現，若我想拯救多一點人命，就必須從根本釐清疾病發生的原因和病理機制。因此，我辭去了外科醫師的工作，轉到一家大學的相關機構擔任病理醫師（癌症診斷專醫）。

在臨床最前線奮鬥十年後，我開始對「經營醫療機關」產生興趣，打算從根基進行醫療改革。於是我開始「半工半讀」的生活，一邊當醫生，一邊在慶應義塾大學攻讀商學院。

就讀期間，我成立了一間醫療機關重建顧問公司，至今仍在日本各地協助醫院東山再起。

跨足商界後，我並未停止臨床業務，擔任企業專屬醫師，每天與病人（主要為商務人士）接觸。

當然，幫病人開刀是不容許任何失誤的。

要經營一家公司並不簡單，我必須花很多力氣才能提升營業額。

一旦因為精神不濟而工作失常，我就可能賠上人命，或是賠上企業、員工的人生。因此，我必須隨時保持高水準表現。

現代人總是忙得沒日沒夜，身為**醫師兼商務人士**的我非常明白，「感冒」對現代人的巨大傷害，所以才整理出這些「實用的感冒對策」，供大家參考。

因為我本身就是一個「絕對不能感冒的人」，所以本書收錄了不少我自己實行的方法。

以前在醫院工作時，我發現很多患者一聽到艱難的醫學知識和科學理論，就會顯得興趣缺缺，左耳進右耳出。

有鑑於此，本書特別注重「簡單明瞭」和「實用性」。

簡單到什麼程度呢？若醫療專家閱讀本書，可能會覺得內容太過淺顯。

然而在我看來，一定要「淺顯」才能「易懂」。

「感冒」是我們身邊最大的敵人。

只要不感冒，你的生產力一定能大幅提升。

正因為病毒是「肉眼看不到的敵人」，我們才會消極以對。

但其實，**只要對感冒有一定程度的瞭解，就能「策略性」地預防感冒**。

生在片刻不得閒的現代，我由衷希望本書能夠成為大家對抗病毒的「盾牌」，顛覆世人對感冒的認知，創造健康人生，為各位的人生敬獻一份心力。

二〇一八年一月裴英洙

※閱前須知

本書內容是針對「確診為感冒」、「有高機率為感冒」的症狀所寫。請讀者在執行書中方法時，務必對自己負責，若症狀遲遲未改善，或是感到症狀異常時，請即刻向醫師求助。

另，本書主要是給健康人士閱讀。書中有部分內容不適合重病患者、體弱多病之人、嬰幼兒、高齡者執行，敬請諒解。

目錄

第一章 那些醫師沒告訴你的事：感冒的「真面目」！

第三章 感冒了怎麼辦？
醫師為你釐清「坊間偏方」的真偽

第四章 不想二度感冒？不想傳染他人？這麼做準沒錯！

1 你知道嗎？人一生當中有「一整年」都在感冒！

——為什麼有些人就是不會感冒？

是人都會感冒。

根據一份美國的統計調查，**人一輩子會罹患超過兩百次感冒**。

另一份調查則顯示，**商務人士請假，有四成是因為感冒**。

假設每得一次感冒就跟公司請一、兩天假，你的職業生涯有超過一年都在感冒中度過。

由此可見，感冒是潛伏在我們身邊的最大危機。

• 名醫也會感冒？

日本有句俚語叫「醫生不養生」，藉此形容言行不一。事實上，這句話說的一點兒都沒錯，**醫生也會感冒**。

我以前當外科醫師時，三天兩頭就感冒，就連開設公司後，也經常為感冒所苦。

說來慚愧，我曾一邊流鼻水一邊看診。

也曾在發燒時出席公司的經營策略會議。

還曾因為身體不舒服而坐過站。

記得我以前經常得一天開四台刀，回到家後倒頭就睡，連蓋被子的力氣都沒有，好幾次都因為這樣而著涼感冒。

看到這裡一定有人心想：「一個連自我健康管理都做不好的人，有資格當醫師嗎？」

不怕告訴各位，不只是我，我認識的醫師都是如此。**無論你是名揚四海的大牌醫師，還是多麼專業的藥師，統統都會感冒**。

雖說如此，醫師手上掌握的可是人命。

若頭昏腦脹地幫病人開刀，很有可能會犯下致命失誤，而引發重大醫療事故。

我們不能讓感冒影響到工作表現。

以前我發燒喉嚨痛時，經常一個人躺在床上，望著天花板沉思：「為什麼我會感冒？」不斷尋找遠離感冒的方法。

後來我將自己分析的結果，並依據臨床統計數據和最新醫學論文整理成冊，才有了這本書的誕生。

● 為什麼有些人感冒一天就能痊癒？

我的一個學弟是內科醫師，他三不五時就生病感冒。

奇怪的是，他每次都只感冒「一天」，隔天就健健康康地來上班。

有次我好奇問他：「為什麼你每次感冒都能一天痊癒？」

他只回答我八個字：**「早期發現，早期休息！」**

你身邊有沒有這種人呢——每天都充滿活力，工作從不請假，即便今天有些不舒服，隔天仍是一尾活龍。

這些人之所以如此，是因為他們能第一時間注意到身體的異狀，即時將生活切換成「感冒模式」，迅速恢復健康。

本書所說的「一流的人」，就是指這樣的人。

左圖清楚顯示出「一流的人」與「久病一族」的差別。

一般人的曲線呈高山狀，有如富士山一般。

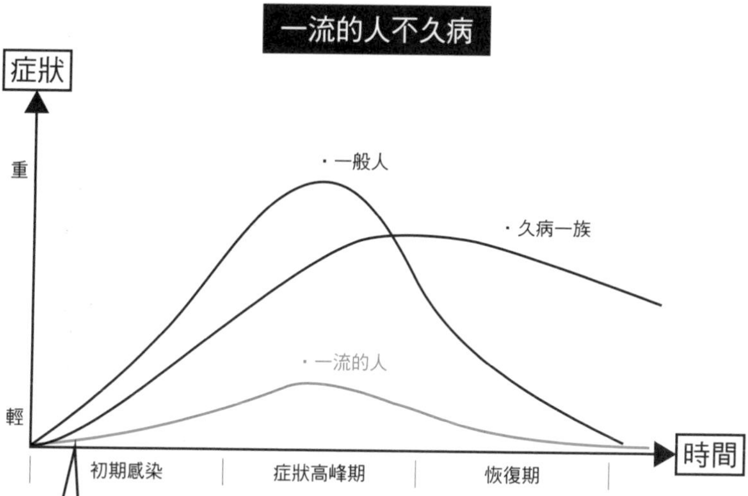

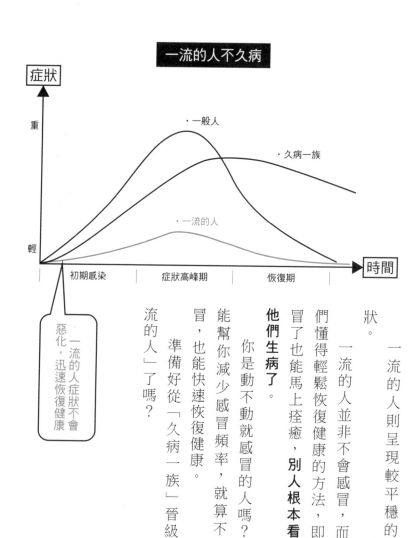

一流的人則呈現較平穩的丘陵狀。

一流的人並非不會感冒，而是他們懂得輕鬆恢復健康的方法，即使感冒了也能馬上痊癒，**別人根本看不出他們生病了**。

你是動不動就感冒的人嗎？本書能幫你減少感冒頻率，就算不幸感冒，也能快速恢復健康。

準備好從「久病一族」晉級「一流的人」了嗎？

2 掌握感冒「前兆」
——顛覆你對感冒的認知！

本書所介紹的感冒對策共分為三個階段：

- **感冒前的「防感對策」（第二章）**
- **感冒後的「抗感對策」（第三章）**
- **不二度感冒的「保健對策」（第四章）**

聽到「感冒對策」四個字，你是否也覺得是「感冒之後的對策」呢？一般都認為，發燒就吃退燒藥，喉嚨痛就吃喉糖或成藥，注意營養均衡，然後就是一直睡覺，等感冒自己好。

當然，本書也會告訴大家如何在感冒後正確對抗病毒。

但大家不知道的是，**「一流的人」最注重的其實是「感冒前」的「防感**

對策」。

標準感冒症狀有哪些呢？有發燒、咳嗽、喉嚨痛　等。事實上，在這些症狀出現前，人就會感到身體有「些許不對勁」。我將這種不對勁的感覺稱作**「超初期症狀」**。

只要在超初期階段即時處理，就能幫感冒踩煞車，**讓身體停在「好像快感冒但沒感冒」的狀態**。

如果真的感冒了，也無須擔心，只要照著書中方法正確應對，**就能在最短的時間內恢復健康**。接著執行第三階段的「保健對策」，就不會二度感冒。

學會這三大階段的感冒對策後，不但可以有效減少感冒次數，即使感冒了，也能快速好起來。

●「感冒」其實是有定律的！

你也有固定的「罹感定律」嗎？

以前我只要一週出差兩次，回來就一定感冒。

後來我試著分析原因，發現是因為我每次出差前都睡眠不足，且三餐幾乎都外食，導致營養不均衡。

另一個原因，則是因為出差時使用的會議室、客房濕度溫度未經妥善管理。

以下是幾個我最常聽到的「罹感定律」：

- **一週熬夜兩次↓週末感冒**
- **連續三天睡不滿五小時↓感冒**
- **一個月出差超過兩次↓感冒**
- **元旦連假生活不規則↓收假後立刻感冒**

「一流的人」都有一個共通點，**他們都能準確分析自己的「罹感定律」**。也因為這個原因，即便罹患感冒，也能夠快速恢復健康。

「一流的人」習慣事前確認行事計畫，若發現之後的行程剛好符合「罹感定律」，就會立刻執行本書所介紹的預防策略，防患於未然。

感冒的肇因很多，並非只是因為病毒入侵。關於這一點，我們將在第一章中詳細說明。

不良的生活習慣會造成抵抗力下降，導致身體無力阻止病毒入侵增殖，種種因素相互牽連，才會引發感冒。

因此，**想要對抗感冒，就必須徹底改善日常生活中的「壞習慣」**。

● 人人都有成為「一流的人」的本錢

超初期症狀其實是身體發出的「求救信號」。

只要你沒有好好照顧自己，身體就會以某種形式告訴你：「你快要感冒了！」

如果你忽略身體信息，還是照常加班、應酬喝酒，持續增加身體負擔，身體就會因為無法負荷而正式感冒。

就這層意義而言，人人都有成為「一流的人」的本錢。

雖說每個人的體質不同，有些人就是特別容易感冒，但「一流的人」跟「久病一族」的最大差別在於，前者能夠在第一時間注意到身體發出的警訊，並快狠準地做出對應。

常聽人說「笨蛋不會感冒」。

這句話的意思是，笨蛋太過遲鈍，就連自己感冒了也不知道。

然而在我看來，**「人因感冒而學聰明」**。

為什麼呢？因為感冒有助釐清自己的「罹感定律」，督促我們改善生活習慣，執行正確的預防對策。

3 感冒七天自然好
──那些醫師沒告訴你的「感冒基礎知識」

感冒的醫學用語為「急性上呼吸道感染」。

醫界大致將感冒分為四個特徵：

- **上呼吸道（鼻子連接喉嚨的通道）發炎**
- **九成原因源自病毒**
- **為良性疾病**
- **絕大多數都能自然痊癒**

綜合以上四點就是：「感冒主要是病毒引發的上呼吸道發炎，是一種能夠自然痊癒的疾病。」

也就是說，**罹患感冒後只要好好休息，自然就會恢復健康**。

請各位回想以前去診所看感冒的情景。
大多時候，醫師應該都是幫你開幾種藥，然後交代你「好好休息」吧？
現代醫學尚未開發出能夠根治感冒的特效藥。
醫師開的感冒處方只是「對症下藥」，幫助身體退燒，緩解疼痛等症狀。
這些藥物無法殺死病毒，沒有根治的效果。
因此，即便患者想要趕快治好感冒，醫生也是愛莫能助。

●每感冒一次就損失一週的時間

看到這裡一定有人心想：「那要休息多久感冒才會自然好呢？」
雖說天數因人而異，但就醫學的角度而言，**完全康復必須花上七到十天的時間**。
日本智庫民調曾對二十歲到三十九歲的職業男女進行調查，結果顯示，**該族群感冒到完全康復平均得花上五．四天**。
也就是說，感冒會嚴重妨礙我們的工作和日常生活。
已有研究證實，感冒會導致精神不濟，進而降低工作表現。

試想，若你連續一整週都病懨懨、有氣無力，對工作的生產力將產生多大的影響！

• 每感冒一次就損失「四萬四千日圓」

日本的健保規定民眾必須自行負擔三成診療費用，因此，每去診所看一次感冒，就必須花上一千五到兩千日圓。

即便是到藥局買成藥，三天份的感冒藥大約也要一千五百日圓。

很多人除了買藥，還會買營養補充品、喉糖、口罩、漱口藥……等物品。全部加總起來，每感冒一次大概就要**支出五千日圓**。

感冒精神不濟將導致生產力低落，根據日本智庫的調查，**一個人感冒所造成的社會損失，竟高達四萬四千兩百七十日圓**（譯註：約新台幣一萬二千元）。

美國每年因感冒而造成的社會損失金額高達兩百二十五億美元，其中包括感冒的看診費用、商務人士因感冒請假所造成的經濟損失、父母因孩子感冒無法去上班的損失。嚇到了嗎？沒錯！感冒所帶來的損失就是如此巨大！

● 每感冒一次就損失一點人緣

感冒的影響不僅止於「感冒期間」，痊癒後更是損失慘重。

正因為一流的商務人士知道感冒會帶來多大的無形損失，才會如此注重「防感」和「抗感」，有時甚至到接近神經質的地步。

回首過往，相信各位一定都吃過下述的「感冒虧」：

- 請假導致工作進度落後，為了趕進度而提早上班或晚上加班，壓力倍增。
- 因為必須彌補感冒期間的疏失（例：寫信跟客戶道歉），工作量大增。
- 同事和上司必須幫你處理突發事項，因而深感負擔。
- 感冒期間工作都交給同事做，同事出錯還得幫他善後。
- 抱病硬撐上班，結果把感冒傳染給其他人。

只能說，一人感冒，全公司遭殃。

不僅如此，感冒對家庭生活也會造成不良影響。

你家有考生或是生活無法自理的老人家嗎？家裡兩夫妻都在工作？如

果是，一個「小感冒」經傳染後就可能釀成「大災難」。

假設夫妻原本是以分工的方式照顧家裡，當其中一方感冒，所有的擔子就會落在另一個人身上。比方說丈夫一感冒，太太就得負責所有家事，並獨自接送小孩。

只要你過的是團體生活，「感冒」就絕非你個人的事，其他人也會遭到池魚之殃。

也許你的家人、同事人都很好，從未責怪過你。但若每次都麻煩人家，未免也太不厚道了。

別再依賴醫生了！學會守護自己身體的方法，才是對抗感冒的最佳之道！

4 感冒的代表性症狀與過程

掌握「感染」到「痊癒」的完整流程

就醫學的角度而言，感冒有三大代表性症狀：

①流鼻水、鼻塞

②喉嚨痛

③咳嗽

正如我們前面提到的，感冒在醫學上稱作**「急性上呼吸道感染」**。「上呼吸道」是指連接鼻子到喉嚨之間的空氣通路。基本上，當上呼吸道發炎，並引發相同程度的鼻水、喉嚨痛、咳嗽三種症狀，醫生就會診斷為感冒。

也就是說，**如果同時出現流鼻水、喉嚨痛、咳嗽這三種症狀，很有可能就是感冒了**。

● 感冒有九成是「病毒」所引起

其他感冒症狀還有：

・低燒・噴嚏・倦怠・頭痛等。

八到九成的感冒是由病毒所引起，而引發感冒的病毒總數超過**兩百種**。

一般而言，身體被病毒入侵後，約在十至十二小時之間出現症狀，這些症狀會在兩、三天後達到高峰，並於七至十天後消失。

大部分的感冒症狀變化過程如下：

①發低燒，全身無力，覺得鼻腔深處到上顎癢癢的

②一、兩天後，開始流鼻水、鼻塞、咳嗽、喉嚨有痰

③於第三天症狀達到高峰（最不舒服的時期）

④七天後症狀緩解，逐漸痊癒

● 感冒病毒各自出招

感冒病毒有「腺病毒」（Adenovirus）、「克沙奇病毒」

感冒病毒所引發的症狀頻率

（單位：%）

病毒種類	喉嚨痛	咳嗽	流鼻水	鼻塞	發燒	倦怠	結膜炎
腺病毒	95	80	70	-	70	60	15
克沙奇病毒	65	60	75	-	35	30	30
呼吸道合胞病毒	90	65	80	95	20	-	65
伊科病毒	60	50	99	90	10	45	-
鼻病毒	55	45	90	90	15	40	10
冠狀病毒	55	50	90	90	15	40	10
副流感病毒	75	50	65	65	30	70	5

※ 本表係本書作者基於《那些沒人告訴你的抗感良方》（日文書名：誰も教えてくれなかった「風邪」の診かた，岸田直樹著，醫學書院出版）第七頁之內容改編而成。

（Coxsackievirus）、「呼吸道合胞病毒」（Respiratory Syncytial Virus，簡稱RSV）、「伊科病毒」（Echovirus）、「鼻病毒」（Rhinovirus）、「冠狀病毒」（Coronavirus）、「副流感病毒」(Parainfluenza Virus)等，每種病毒所引發的症狀都不盡相同。

上方表格彙整了各感冒病毒所引發的症狀頻率，從這張表可以看出，感冒病毒引發「喉嚨痛」、「咳嗽」、「流鼻水」的頻率相當高，且**得了感冒不一定會發燒**。

● 我的感冒還要幾天才會好？

人退燒後身體會比較舒服，但請注

意，**「退燒」不等於「痊癒」，吃完退燒藥就照常工作是相當危險的行為**。

若退燒後還是不斷流鼻水、喉嚨痛、咳嗽，症狀可能會愈來愈嚴重，導致感冒久久無法痊癒，並**誘發咳嗽變異型氣喘（Cough-variant Asthma）等其他疾病。傳染他人的機率也高出許多**。

一項針對兩百零九名感冒患者所做的實驗調查，這些患者都是經由鼻部吸入感冒病毒，五十頁的圖表顯示了他們六天之內的症狀變化，我們可從中整理出四個特點：

- 「頭痛」、「打噴嚏」很可能是初期症狀
- 「喉嚨痛」通常會在第二、三天惡化
- 感冒快好時，「咳嗽」、「流鼻水」、「鼻塞」等症狀通常會變嚴重
- 大部分的感冒會在第二天開始不停流鼻水

・為什麼夏天也會感冒？

天乾物燥的冬天是感冒最流行的季節，有些感冒則多在夏季發生，通稱

感冒症狀隨天數的變化

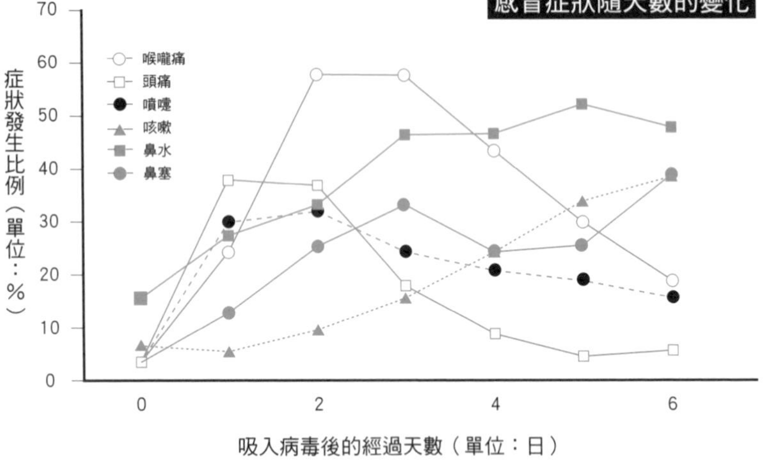

「夏季感冒」。

病毒各有各的存活條件，**有些病毒偏好夏季高溫多濕的環境**。

夏天時室內都會開冷氣，室內冷室外熱，進進出出容易造成自律神經紊亂，再加上較沒食慾，導致體力下降，所以才會罹患感冒。

以下是幾種常見的夏季感冒——

・**手足口病**：主要病原體為腸病毒（Enterovirus）和克沙奇病毒。感染後會發燒、全身起疹子，且疹子多集中在手、足和口部。

・**皰疹性咽呷炎**（Herpangina）：主要病原體為克沙奇病毒，主要症狀為高燒（三十九至四十度）和喉嚨痛。

・**咽結膜熱**（Pharyngoconjunctival Fever）：主要病原體為腺病毒，感染後會持續數天高燒（三十八至三十九度），並引發嚴重喉嚨痛和結膜炎。

孩童尤其容易罹患夏季感冒，有些夏季感冒症狀較為強烈，家長千萬不可掉以輕心。當夏季感冒大流行時，請務必實行本書所介紹的「抗感」和「防感」對策。

・「病毒」和「細菌」並非一家親

很多人習慣將「病毒」和「細菌」混為一談，但它們其實是**全然不同的兩種生物**。

抗生素可以殺死細菌，卻對付不了病毒。也就是說，**感冒吃抗生素是沒用的**。

那麼，哪些疾病是由病毒引起，哪些疾病是由細菌造成的呢？舉例來說，感冒、諾羅病毒（Norovirus）、登革熱、伊波拉出血熱是由病毒引起；

肺炎球菌所引發的肺炎、大腸菌所引發的膀胱炎、沙門氏菌所引發的食物中毒、鏈球菌所引發的咽喉炎等，則是由細菌造成。

5 去醫院看感冒根本沒用？

為什麼流感需要快篩，一般感冒卻不用？

一到冬天，醫院就會擠滿發燒、咳嗽、流鼻水的病患。

「醫生，我感冒了」、「我兩天前感冒了」——你是否也這樣跟醫生說過呢？

會這麼說的人，大多是因為以前曾經歷過類似症狀，才會自行診斷為「感冒」。

然而，醫師卻無法一口斷定是「感冒」。

感冒是非常常見的疾病。

也因為這個原因，很多人以為醫師宣布「感冒」跟喝水一樣簡單，這其實是一種誤解。

感冒是最難確診的疾病之一。

經常，**醫師都是在「無法確定感冒肇因」的情況下，就幫病人開立處方、**

進行治療。

醫師遇到這類病人都是先問診，觀察病患的症狀發展、判斷不是其他重大疾病後，才**「推斷」應該是罹患感冒**。如果你問他們有百分之百的自信嗎？大部分並沒有。

這種「排除法」稱為**「非確立診斷」**（Rule Out，簡稱 R/O）。

● 醫師為何無法確診是「感冒」？

看完以下比喻，相信各位一定能更了解醫師診斷感冒的過程——

假設你還在讀國中，昨天你去知名甜點店買了一塊蛋糕，本來想今天放學回家後享用，卻發現冰箱裡的蛋糕不翼而飛。

你怒不可遏，一心只想揪出偷吃蛋糕的「兇手」。

嫌犯有四個人：爸爸、媽媽、哥哥和妹妹。

你不在家時，爸爸在公司上班，媽媽也出門兼職，哥哥則去參加社團比賽。

唯一留在家裡的妹妹嫌疑最大。

你很生氣、非常生氣，卻沒有確切的證據。

因為你既沒有親眼看到妹妹偷吃，妹妹嘴邊也沒沾到蛋糕奶油。

於是，你去問了爸爸、媽媽、哥哥有沒有偷吃蛋糕，而他們三人都堅決否認。

排除其他人的可能性後，你才能質疑妹妹是否偷吃你的蛋糕。

感冒的診斷過程，就有如這場「蛋糕風雲」。

一般感冒患者的症狀變化流程如下：

①輕微發冷→②流鼻水→③隔天感覺有點發燒→④喉嚨痛→⑤因發燒在家休息→⑥睡一覺後喉嚨比較不痛了→⑦鼻子也通了→⑧休息兩天後身體慢慢好轉→⑨可以去上班了

那麼，醫生在哪個階段才能信心滿滿地宣布「你得了感冒」呢？

答案是⑨。

直到「④喉嚨痛」這個症狀出現時，醫師都還是無法確診的。

這麼說也許有點誇張，**但醫師只有在感冒痊癒後，才能百分之百肯定你**

得了感冒。

• 醫師的真心話：「不是流感就好！」

絕大多數的感冒都是由病毒引起。流行性感冒病毒（以下簡稱「流感病毒」）也是其中之一，但它傳染力強，病原性又高，所以醫師遇到流感通常都格外謹慎，給予流感「特殊待遇」。

基本上，感冒是能夠自然痊癒的疾病。因感冒病毒種類繁多，症狀又不是太嚴重，再加上病毒篩檢相當花錢，所以除了流感之外，**一般醫院不會特地檢驗病人感染了何種感冒病毒**。

綜合以上來說，醫師不去（又或是「無法」）釐清一般感冒肇因的理由有二——

第一，一般感冒很難確定是由何種病毒引起；第二，一般感冒只要休息就會自然痊癒。

6

一般感冒和流感的差別

一樣感冒兩樣情！

流感是感冒的一種。

所以流感和一般感冒一樣，只要你是健康的成人，無須吃藥也能自然痊癒。

然而，因流感的症狀較為嚴重，對工作和生活都會產生極大的影響，所以跟一般感冒層次明顯不同。六十一頁的表格為「一般感冒」和「流行性感冒」的比較，沒錯，兩者的差別就是那麼大。

根據日本國立傳染病研究所所公布的數據，日本每年有一千五百萬人因流感就醫，這個數字**近期更有攀升的傾向，增加至一千六百萬人**。

也就是說，日本每年有超過一成人口得到流感。

日本流感罹患人數統計表

年度	估計就醫人數
2016~2017	1,585 萬人
2015~2016	1,502 萬人
2014~2015	1,447 萬人

流感每年疫情自十一月下旬到十二月上旬開始升溫，罹患人數會在隔年一月到三月之間快速攀升，然後在四月到五月之間逐漸減少。

流感病毒可分為A、B、C三種類型。

人類流行的主要為A、B兩種。

流感病毒在人體內的**潛伏期約為一到三天**，之後才會出現症狀。

其主要的感染途徑為「飛沫感染」，也就是吸入流感患者咳嗽、噴嚏、唾沫中的病毒。

一項研究顯示，**感染流感病毒後，一千八百二十八名中有一千三百七十一人是沒有症狀的**。

這代表著，**我們很可能在不知道自己得了流感的狀況下，到處散播病毒**。

流感的誤判陷阱

國立傳染病研究所出版的手冊中訂有「流感診斷基準」。一般的感冒很難確診。十一月到隔年四月為流感流行季節，在此期間若符合下述四項條件，醫師就會判斷為流感：

①突然發病
②高燒（超過攝氏三十八度）
③上呼吸道發炎
④全身倦怠感等症狀

即便未符合所有條件，只要病原體檢查出現陽性反應，就能確定得了流感。

現在的醫院診所一般都是用「流感快篩」（Rapid Influenza Diagnostic Tests，RIDT）進行病原體檢查，只要十分鐘左右即可知道結果。

然而，快篩的敏感度為百分之六十二點三，陰性的判斷準確度（特異度）為百分之九十八點二，檢測結果並非百分之百正確。

不僅如此，流感發病初期因病毒量較少，**有時檢測結果會呈「偽陰性」，明明是陽性卻出現陰性結果**。

基本上，發高燒**十二小時到三十六小時內**進行篩檢，較容易得到陽性結果。

如果你必須將篩檢結果呈報給公司或學校，需要最正確的檢查結果，建議可**在出現高燒症狀半天後，再接受篩檢**。

「一般感冒」和「流行性感冒」的差別

	一般感冒	流行性感冒
病原體	鼻病毒、腺病毒、冠狀病毒等	流行性感冒病毒
感染途徑	飛沫感染＜接觸感染（鼻病毒）	飛沫感染＞接觸感染（也可經由空氣感染）
典型症狀	低燒	超過三十八度的高燒
	喉嚨痛、流鼻水、打噴嚏、咳嗽等上呼吸道症狀	上呼吸道症狀＋頭痛、關節痛、肌肉痛、倦怠等嚴重全身症狀
	基本上不會引發嚴重併發症	可能引發肺炎、腦病變等併發症，嚴重者甚至有生命危險
	較慢發病，病程較為緩慢	發病快速，病程發展快速
診斷方式	問診、觸診、聽診等理學檢查	問診、觸診、聽診等，必要時進行快篩檢驗
治療方針	緩解症狀	有特異療法（主要對象為高風險病患）
流行時期	一年四季。鼻病毒春秋較為流行，呼吸道合胞病毒則流行於冬季	冬季，一至三月為高峰期
有無疫苗	無	有

• 得流感要「閉關」多久？

很多人都不知道得流感後要請假多久。**流感病毒會在症狀出現前一天開始從口鼻排出體外，並持續到症狀出現後的三到七天**，而這段期間特別容易引起二次感染。

這裡提供「學校保健安全法」規定的在家休養天數給大家參考——**「自症狀出現後過五天，且退燒後過兩天」**。

健康的成人罹患流感後，無須服藥也能自然痊癒。但為了緩解高燒、全身不適等情形，很多醫師還是會開退燒止痛藥給成人病患。

流感的特色治療有奧司他韋（Oseltamivir，商品名稱為**「克流感」**（Tamiflu））、扎那米韋（Zanamivir，商品名稱為**「瑞樂沙」**（Relenza））、帕拉米韋（Peramivir，商品名稱為**「瑞貝塔」**（Rapiacta））、拉尼米韋（Laninamivir，商品名稱為「INAVIR」）。

其中又以「克流感」最具知名度。**健康的成人於發病四十八小時內服用克流感，約可縮短一天的發病期**。

7 究竟該不該打「流感疫苗」？

流感疫苗接種須知

相信看到這裡，各位已經知道流感有多可怕了。

然而，還是有很多人「不信邪」——

「我每天忙得焦頭爛額，哪有那種美國時間去打疫苗？」

「流感疫苗效果不符合費用。」

「流感疫苗又不能百分之百預防流感，打了有意義嗎？」

常有人問我究竟該不該打流感疫苗。

這時我都會**斬釘截鐵地回答：「當然要打！」**

• 打流感疫苗是為了保護心愛的人

流感每年約於十一月開始流行，建議各位可以在開始流行前，也就是每年的十到十二月接種流感疫苗。

打完流感疫苗後，需經過二至四週才有效，且疫苗效果可持續五個月。十八到六十四歲間的健康成人，接種流感疫苗可減少百分之五十九的發病機率。

很多健康的人都認為，自己無須接種疫苗。但其實，路上有很多可能因流感而致命的人，像是體弱多病的人、老人家、嬰幼兒等。

根據日本厚生勞働省所公布的調查結果，**孕婦接種流感疫苗，不僅可降低自己得流感的機率，還可保護初生寶寶，降低寶寶的流感罹患率。**健康的人接種流感疫苗，除了可以達到預防效果，還可**抑制肺炎等流感併發症，甚至降低死亡率，可謂一舉多得。**

如果你想降低身邊人的感染機率，保護家人同事，請務必接種流感疫苗。

要特別注意的是，流感流行期間，各醫院診所通常都忙得不可開交。**若在開始流行後才接種，很有可能在疫苗發揮作用前就「中標」。**

基於以上原因，建議各位每年都能快快接種，早早安心。

● 打流感疫苗會得流感嗎？

常有人來問我：「打流感疫苗會得流感嗎？」

我可以明確地告訴你：**「不會」**。

日本的流感疫苗屬於**「不活化疫苗」**，這種疫苗在製造過程中經過特殊處理，不會引發流感症狀。

多數醫療機關都可幫民眾施打流感疫苗，雖說價格不盡相同，但平均都在三千至五千日圓之間（譯註：台灣自費疫苗費用，請洽各醫院、診所）。跟前面所提到的「感冒經濟損失」相比，打疫苗可便宜多了！

預防勝於治療——流感如此，許多疾病亦是如此。

8 注意！你得的或許不是感冒！

分辨「感冒」與「非感冒」的方法

「感冒是萬病之源」——這句話說得一點都沒錯。

感冒很容易併發其他疾病。

感冒最常見的鼻塞、咳嗽、喉嚨痛，很有可能是肺炎、支氣管炎、咳嗽變異型氣喘等重症的初期症狀。即便不是，也可能誘發這些疾病。

在此提醒各位，如果你的感冒一直沒有好，又或是出現明顯的非感冒症狀，請務必立刻就醫。

切記，感冒是一場人體與病毒的消耗戰。

人感冒會大量出汗，食慾也不比以前旺盛，因而無法充分攝取水分、營養、能量。也就是說，**身體是在用「老本」跟感冒病毒抗戰**。

不僅如此，人體是由肝臟、腎臟負責分解藥物，將藥物排出體外。服用大量的藥物會對肝腎造成負擔。

身體一旦虛弱，就容易罹患新的疾病。

如果你在感冒後還硬撐著去上班出差、跟客戶喝酒應酬，只會拉長生病的時間。

•遇到這三種狀況請立刻就醫

如果出現以下三種狀況，代表你很有可能並非單純的感冒，請務必儘速向醫院求助：

①症狀持續超過兩週

一般而言，感冒都是在七到十日內自然痊癒。

如果超過兩週都沒有好，代表感冒可能已發展成慢性疾病，又或是你罹患的根本不是感冒。

一旦出現這種狀況，請務必立刻就醫，明確告訴醫生你**感冒已超過兩週，且哪些症狀一直好不了**。為什麼要特別強調這兩點呢？舉例來說，如果你其他感冒症狀都已痊癒，但還是一直咳嗽，那麼你可能是罹患了**咳嗽**

變異型氣喘、**肺炎**、**肺結核**等其他疾病。

其中又以「久咳不癒」應特別留意，因為很多疾病都會出現這個問題。

②出現跟以往感冒不同的症狀

前面我們提到了「感冒症狀流程」。

如果出現有別於以往的感冒症狀，代表你罹患的可能不是感冒。以我本身為例，每次我感冒幾乎都離不開「喉頭不舒服→發冷→發燒」這個流程。

如果你以前感冒都會喉嚨痛，但這次卻痛到呼吸困難，有可能就不是感冒，而是**「急性會厭炎」**；如果咳嗽和喉嚨的感覺跟以往感冒不一樣，則有可能是**「逆流性食道炎」**。

③重症難耐

比方像是高燒到全身無力，又或是頭痛欲裂、發不出聲音等。

遇到這種「不尋常」的狀況時，請立刻就醫。

如果不確定症狀是否嚴重到要看醫生，可先打電話到公家機關所提供的

「醫療諮詢專線」、**「健康諮詢專線」**詢問。

建議各位平時可先註冊好線上醫療諮詢的帳號，以備緊急之需。

9 「一流的人」與「久病一族」的差別

「超初期抗感法」

第二章要為大家介紹「防感策略」，在感冒前防患於未然。

因肉眼看不到病毒，大家對如何對抗感冒通常都是一知半解，只能參考過去的感冒經驗。

但其實，只要對感冒有一定程度的了解，就能夠有系統地做出應對。

一般而言，「感冒策略」可彙整為以下三大原則：

①遠離病毒
②切斷病毒的感染途徑
③提升身體抵抗力

簡單來說就是：

不接觸病毒，就不會感冒。

不吸入病毒，就不會感冒。

就算不小心吸入病毒，只要身體有足夠的抵抗力，就不會感冒。

在此特別聲明，因「③提升身體抵抗力」的方法較缺乏醫學實證，且每個人差異甚大，所以本書的重點將放在①與②，也就是教大家如何遠離病毒、切斷病毒的感染途徑。

預防感冒必須在**「流鼻水、喉嚨痛、咳嗽」等症狀出現前進行**。

因為，出現這些症狀就代表你已經感冒了，這時就只能對症治療，緩和症狀，等感冒自然好。

● 留意身體的「感冒信號」

其實在快要感冒時，我們的身體都會發出「感冒信號」。

本書將這種信號稱作**「超初期症狀」**。

「超初期症狀」在醫學上並不屬於「感冒症狀」。

很多人在出現「超初期症狀」時，只是覺得身體有點「怪怪的」，不會多加留意，進而正式感冒。

因為每個人的「超初期症狀」不同，要找出這些症狀只能靠自己的力量，醫師也愛莫能助。

只要在出現「超初期症狀」時即時應對，就能幫感冒「踩煞車」，**停在「快要感冒但還沒感冒」的狀態**。

●感冒發病流程

在解說感冒發病流程之前，我們先來看看感冒時，身體內部會發生什麼變化。

從口鼻吸入病毒後，身體便會啟動免疫系統，派出白血球消滅病毒，由白血球中的**吞噬細胞**吞掉細菌和病毒，並用酵素加以分解。

免疫系統中用來對抗特定病原體的抗體，在這時也會發揮作用。

身體啟動免疫系統後，會出現發炎反應，**在身體各部位引發不同的感冒症狀**。

鼻子發炎就會流鼻水、鼻塞。

喉嚨發炎就會喉嚨痛、咳嗽。

若影響到全身，就會發燒。

也就是說，感冒症狀是免疫系統幹的「好事」，代表我們的身體正非常努力地驅除病毒。

而免疫系統剛啟動時，身體有時會感到有點不對勁，也就是所謂的「超初期症狀」。

出現「超初期症狀」代表身體在跟你求救，要你「全力對抗病毒，不要管別的事」。

試想，如果你正全心全意進行某件事，主管卻突然丟了另一份工作給你，你會有什麼感覺呢？想必壓力一定很大吧。

如果你今天快感冒了，卻還是埋頭工作、跟客戶出去交際應酬，你的身體也會備感壓力，無法負荷的！

每個人的「超初期症狀」不盡相同。

舉例來說，有些人會覺得食物味道變得不一樣，有些人則覺得注意力較平常渙散，又或是眨眼次數變多、嘴唇嚴重乾燥等。

● 小心這些「不對勁」

一個同事告訴我，他每次快感冒時，就無法看太久的書。

請容我再次強調，超初期症狀並沒有醫學根據。

只能靠自己觀察、自己發現。

下次感冒時，請務必回想一下感冒前身體有哪些地方「不對勁」。

身體感覺怪怪的？超初期症狀範例

- ⊙ 食物味道改變
- ⊙ 注意力較平常渙散
- ⊙ 喉嚨感覺緊緊的
- ⊙ 空調溫度正常卻感到冷
- ⊙ 眨眼次數增加
- ⊙ 莫名不想吃拉麵或油炸物
- ⊙ 嘴唇嚴重乾燥，一直舔嘴唇
- ⊙ 宿醉難解
- ⊙ 早上爬不起來
- ⊙ 無法長時間閱讀……等。

10 如何發現「罹感定律」？

用「罹感日誌」釐清「超初期症狀」

以下是我與一位商務人士的對話：

「醫生，為什麼我常常感冒？而且症狀都千篇一律。」

「千篇一律？怎麼說？」

「我每次都是先流鼻水，接著喉嚨痛，然後發燒。」

「那你每次感冒前都做了哪些事呢？」

「咦？這我倒是沒想過耶。」

● 你知道自己感冒前做了哪些事嗎？

經常感冒的人，大多都知道自己的症狀固定變化，卻不清楚感冒前做了什麼。

感冒和生活習慣有密不可分的關係。

仔細想想，你感冒前都在做什麼呢？接連幾天睡眠不足外加過度疲勞、接連幾天加班外加三餐不正常、到溫差較大的地區出差回來、沒加件衣服就不小心睡著、跟一直咳嗽的同事開會、接連幾天應酬喝酒導致腸胃不舒服……。

其實，每個人都有一套**「罹感定律」**，只要做了某些事，就特別容易感冒。

仔細觀察你會發現，自己的「超初期症狀」就隱藏在這套定律當中。

• 推理要在「床鋪」上

建議各位可以記錄「罹感日誌」，回想自己在罹感一週前做了什麼。

想要擺脫感冒糾纏，當務之急便是釐清自己的「超初期症狀」，也就是感冒的徵兆。

這個方法很簡單，只要回想前一週做了哪些事，並將以下三點記錄下來：

①去哪裡做了什麼？
②有哪些罹感風險？
③出現了哪些症狀？

這些問題，只要在感冒臥床時回想即可。下一頁的表格是我幾年前感冒時，躺在床上用手機記錄的「罹感日誌」。其實更簡略亦可，無須寫得那麼詳細。

這份表格的分析結果如下：

・我是於十一日至青森出差期間遭病毒入侵
・十二日喉嚨感到有些緊繃，有可能就是超初期症狀
・十二日出現症狀後，就應該立刻調整十三、十四日的行程

從此以後，只要出現「喉嚨緊繃」的感覺，我就會立刻將生活切換為「感冒模式」，執行本書的「抗感對策」。早早應對，快快康復。

如果你是那種久久才感冒一次的人，更要在感冒時好好把握機會，釐清

「罹感日誌」：釐清感冒原因

	去哪裡做了什麼？	有哪些罹感風險？	出現了哪些症狀？
12 月 11 日	・青森出差 ・搭新幹線 ・於公民會館上台報告提案 ・到居酒屋喝酒應酬 ・投宿商務旅館	・上台報告時，最前排的聽眾不斷咳嗽 ・大量飲酒 ・旅館客房非常乾燥	・無
12 月 12 日	・福岡出差 ・搭飛機 ・於 A 公司的會議室開會兩小時 ・搭新幹線	・會議室很悶 ・比平常少睡兩小時	・中午開始喉嚨緊繃
12 月 13 日	・於公司開營業會議 ・中午與客戶在咖啡廳談事情 ・於讀書會上台報告	・咖啡廳的菸味很重 ・睡眠時間較短	・早上感覺喉嚨癢癢的 ・中午轉為喉嚨痛
12 月 14 日	・上午處理業務 ・於公司製作報告書 ・下午準備展覽會		・喉嚨依然很痛 ・感覺有點發燒
12 月 15 日	・上午處理業務 ・傍晚出席展覽會		・喉嚨更痛了 ・發燒 ・咳嗽
12 月 16 日	・休息		・臥床

自己的「超初期症狀」。

舉個例子，如果五次感冒中，有三次都出現「食物味道改變」這個「超初期症狀」，那麼下次覺得食物味道不一樣時，就**代表你有六成的機率「快感冒」了**。

像這種時候，你就可以立刻調整之後的行程，將感冒造成的傷害降到最低。

11 危險地帶：感冒病毒的巢穴

這些地方請止步

接下來，我要教大家如何在日常生活中預防感冒。

感冒病毒的體積非常小，肉眼是絕對看不到的。

一般病毒大小約為一到五微米（μm，為一米的一百萬分之一），流感病毒則更小，只有一百奈米（nm，為一米的十億分之一）左右。

正因為肉眼看不到病毒，我們更要知道哪些地方病毒較多，盡可能遠離這些「毒窟」。

病毒在攝氏三十三到三十五度的溫度下最容易繁殖。

在攝氏二十四到三十七度的環境下，平均可存活兩個小時。

流感病患**每咳嗽一次可釋放出約五萬病毒，打一次噴嚏可釋放出約十萬病毒。**

・感冒傳染途徑：「接觸傳染」與「飛沫傳染」

傳染病的傳染途徑大致上可分為三種：

①接觸傳染
②飛沫傳染
③空氣傳染（飛沫核傳染）

而**感冒的傳染途徑主要為「接觸傳染」與「飛沫傳染」兩種**。

「接觸傳染」有兩種，一是直接接觸皮膚或黏膜，二是間接接觸到物體表面的病原體。

「飛沫傳染」則是吸入患者咳嗽、打噴嚏所散播出的體液粒子，導致病原體黏附於黏膜上而感染。直徑大於五微米的粒子下降速度較快，較容易傳染給身邊的人。

流感的主要傳染途徑為飛沫傳染。

「空氣傳染」和「飛沫傳染」一樣，是由患者的咳嗽與噴嚏引發感染。

不同的是，前者的粒子小於五微米，病毒下降的速度較緩慢，可在空氣中長距離飄浮。

「空氣傳染」的代表性疾病有麻疹、水痘、結核病等。

• 公用物品最危險

一般「接觸感染」的過程如下：

A得了感冒，他摸臉、摸鼻子，導致病毒附著在手上。

於是A用過的東西上面，都沾染了病毒。

B摸了A用過的東西，手沾到了病毒。

B下意識地摸口鼻，因而吸入病毒。

「鼻病毒」是最常引發感冒的病毒，一項研究顯示，鼻病毒會經由觸碰傳染。

該研究先讓健康的年輕人觸摸病患接觸過的物品，然後請他們摸自己的鼻子。

結果，拿咖啡杯的十人中，有五人遭到感染。摸磁磚的十六人中，則有九人遭到感染。**感染率都超過五成，令人咋舌**。

因此，我們應特別小心裸露在外的公用物品。

尤其是愈多人摸的地方，愈可能藏有大量鼻病毒。

像是**公共設施的門把**、**櫃檯公用筆**、**車廂手拉環**、**公司裡的電燈開關**等，都是「高危險物品」。

其他如**樓梯扶手**、**公用電腦**、**茶水間的水龍頭開關**、**電話**、**冰箱門**，也相當危險。

公廁的沖水按鈕也應特別注意。

• 你今天摸臉了嗎？

人經常不自覺地摸臉。

澳洲新南威爾斯大學（The University of New South Wales）曾做過一

份研究，錄下醫學院學生上課時的影像，計算學生摸臉的次數。經統計後發現，這些學生**每小時摸臉的次數平均為二十三次**。平均接觸時間方面，口部為兩秒，鼻子為一秒，眼睛也是一秒。也就是說，我們常在自己也不知道的情況下，不斷摸臉。用沾有病毒的手觸**摸臉部黏膜或口部，將大幅提升接觸感染的機率**。

• 感冒病毒能在空氣中存活三十分鐘

病毒無法自力移動。只能藉由感染者的噴嚏和咳嗽飛沫移動，又或是附著在物品上，靜靜等待機會入侵人體。

離開人體一段時間後，病毒就會乾掉死亡。然而研究發現，冬季時，**病毒藉由噴嚏、咳嗽離開人體後，還能在空氣中飄浮三十分鐘**。因水氣會增加病毒的重量，所以在溼度較高的環境中，病毒較容易掉落地面。

而冬天因為較乾燥，空氣中的水分較少，病毒自然飄得較久。

●三大危險地帶：擁擠的電車、會議室、KTV包廂

容易讓人罹患感冒的「危險地帶」、「危險物品」通常具有以下四個特徵：

①擁擠的場所
②密閉型空間
③感冒患者所在之處
④公用物品

前面提到，感冒的主要傳染途徑為「接觸傳染」和「飛沫傳染」。因此，我們應避免進入可能造成這些途徑的空間。

在這裡要特別提醒大家，**冬天搭乘擁擠的電車**一定要非常小心。

為什麼呢？電車裡不但人多擁擠，還屬於密閉型空間，手拉環又是公用物品，罹感條件一應俱全。

冬天**搭電車、拉手拉環時，我一定會戴上手套**。

同樣道理，和**一大群人去唱ＫＴＶ**時，也很有可能得到感冒。和感冒患者一起合唱猶如自取滅亡。

想Ｋ歌但不想感冒該怎麼辦呢？一進包廂先搶麥克風就對了！搶先把要唱的歌唱完後，就乖乖在一旁當個聽眾。

此外，如果有人在乾燥的會議室中咳嗽或打噴嚏，空氣中就會布滿病毒。而在裡面開會的人，就等於在病毒海中討論事務。

為避免此情形，開會請**定期開窗通風換氣**。

・特別提防「孩童聚集處」

除了上述地點，「孩童聚集處」也是高危險地帶。

小孩子最喜歡東摸摸西摸摸，再加上本身就容易感冒，身上經常帶有病毒。

不少嬰幼兒習慣將玩具往嘴裡塞，因此，兒童遊樂區的玩具千萬碰不得。

如果你絕對不能感冒，請盡量避免前往這些場所。

12 口罩戴對了，病毒不上身

醫師推薦的「口罩三原則」

每年一到冬天，大家就會紛紛戴上口罩，以防止各種傳染病。

可是，你的口罩真的戴對了嗎？

●拋棄型口罩請於一天內將整包用完

戴口罩時，請謹記以下「口罩三原則」：

①戴上口罩，遮覆口鼻，貼覆面部不留空隙

②經常更換口罩

③嚴禁觸摸口罩表面

功能方面，「密合度」是最重要的。

尺寸、版型不合的口罩無法貼合面部，小心「病從孔入」。

使用鋼圈型口罩時，請務必貼覆鼻樑、面部，不留空隙。

若你戴的是一包多入型的拋棄型口罩，請勤於更換，並於**一天內將整包用完**。

什麼時候更換呢？在密閉空間開完會後、跟感冒患者說完話後、搭完擁擠的電車後。

只要去過前述「高危險地帶」，就一定要更換口罩。

看到這裡一定有人心想：「換那麼多次未免太浪費了吧！」但跟感冒所造成的損失比起來，幾副口罩根本不算什麼。

如何拿下口罩也大有學問。

口罩表面沾滿了病毒，若摸了口罩表面又摸自己的臉，很有可能不小心吸入病毒。

有鑑於此，請務必**從掛耳繩處取下口罩**。

並於洗好手後，才戴上新口罩。

• 別被誇大不實的廣告標語給騙了！

「可隔離○○%的病毒」——你是否也看過這樣的廣告標語呢？

因日本市售口罩並無公定規格，所以口罩業者所公布的數值、廣告標語，都是依循業界團體所訂出的基準。

然而，根據國民生活中心的調查結果，**很多商品廣告標語都有誇大不實之嫌**。

在眾多口罩當中，立體口罩是防護性最高的口罩，但一項調查卻顯示，平均有四成病毒可穿透立體口罩。

另一項研究則發現，**口罩的功能和價格不一定成正比**。

與其拘泥於「選哪種口罩」，不如學會「怎麼戴口罩」。

醫療人員工作時常戴**「N95 口罩」**。

「N95」是美國國家職業安全衛生研究所（National Institute for Occupational Safety and Health，簡稱 NIOSH）的認證口罩，其隔絕大於○・三奈米微粒子的效果高達百分之九十五。

雖然「N95」戴起來有點呼吸困難，看起來又很「高調」，較不適合平常使用但對絕對不能感冒的人而言，未嘗不是個好選擇。

13 和口腔內的病毒說掰掰：「漱口三步驟」

怎麼漱口才有效？

手摸口鼻會「病從口入」，走在路上還會不知不覺吸入空氣中的病毒，「喉嚨」的處境真可說是四面楚歌。

要滋潤喉嚨、預防病毒感染，首要之務便是養成漱口的好習慣。

漱口可有效預防感冒，不但可洗淨病毒，還可常保喉嚨濕潤。

請各位記住「防感八字訣」——**「上完廁所洗手漱口」**。

建議各位每兩小時就漱一次口，定期幫口腔消毒。

●「漱口藥」沒有預防感冒的效果？

你們家也買了「漱口藥」嗎？

就結論而言，漱口藥的預防感冒效果並沒有特別好。

有人曾對三百八十七名成人進行實驗，請他們各使用水和優碘（漱口藥）漱口六十天。

實驗結果顯示，一天用水漱口三次以上可減少百分之三十六的感冒症狀，和漱口藥的效果差不多。

反過來說，根本不用特別買漱口藥，**只要一天用水漱口三次，就可減少近四成的感冒機率**。因此，外出時也別忘了常漱口喔！

•抬頭漱口前請先做「這件事」

接下來要跟各位介紹我個人的「防感漱口三步驟」，此法是依據病毒的特性所設計，於理論上也站得住腳——

①準備一杯冷水或溫水

②含一口水，面部朝前，鼓動嘴巴，漱洗整個口腔，將水吐出

③含一口水，抬頭發出「啊」的聲音，將水吐出

重點在於第二個步驟，於抬頭漱口前先「鼓動嘴巴」。

口腔裡有很多食物殘渣和病毒。

離開電車或會議室等「毒窟」後，**若未經②就直接抬頭漱口，很有可能會弄巧成拙，將病毒直送喉嚨深處**。

如果你有餐後刷牙的習慣，請先將牙齒刷乾淨，刷掉口中的髒污和病毒後，再抬頭漱口。

抬頭漱口時，請務必發出「咕嚕咕嚕」的震動聲。發出這個聲音代表你有漱到喉頭，也就是「懸雍垂」部位。

同樣道理，**離開電車或會議室等密閉空間後，也請先漱口再飲食**。

14

防感靠這招：「唾液分泌法」

為什麼嚼口香糖比吃糖果好？

要如何常保喉嚨濕潤呢？第一件事是「漱口」，第二件事是「喝東西」。各位可**在辦公桌上隨時放一杯飲品，每二十分鐘喝一點**，藉此常保喉嚨濕潤，降低病毒感染機率。

飲品應以溫飲為佳，以避免造成腸胃負擔、常保體內溫暖。

• 保濕殺菌一箭雙鵰

除了喝東西，**「促進唾液分泌」**對喉嚨保濕也相當有效。

唾液含有殺菌成分，是身體的第一道病毒防線。

吃糖果、嚼口香糖都能快速刺激唾液分泌。

但要注意的是，吃太多糖果不但會蛀牙，還有糖分攝取過度的疑慮。

相較之下，口香糖就好多了。有些口香糖含有木糖醇，市面上也有很多低糖、少糖的口香糖可供選擇。

雖然嚼起來沒有味道，但**嚼口香糖時，口腔會持續分泌唾液**，能有效保持喉嚨濕潤。

不僅如此，**「咀嚼」還能消除身心壓力，提升短期記憶**。

數據顯示，嚼口香糖超過二十分鐘效果更好。如果你不習慣一邊工作一邊嚼口香糖，可改在長一點的休息時間進行。

15 「洗手」和「酒精消毒」的基本步驟

每天勤洗手，病毒不入口

保持手部衛生是預防傳染病最基本的方法。

如前所述，「接觸感染」大多是透過手部觸摸傳播病菌。醫療機關也非常重視「洗手」和「手部消毒」，每處置一位病人就洗（或消毒）一次手是最基本的感染防治對策。

大家都知道洗手很重要，但你「洗對」了嗎？

・防感洗手小祕訣

許多研究顯示，**每天洗手十一次可降低五成感冒機率**。除去睡覺時間，**每過一小時到一個半小時就要洗一次手**。長指甲容易藏汙納垢，且較難洗乾淨，有鑑於此，請各位勤洗手之餘，還要勤剪指甲。

左方表格是「防感洗手」的九大基本步驟。

請謹記「洗手順序五字訣」：「心背指拇腕」（手心・手背・手指・拇指・手腕）

常有人忘記洗手指、指縫和拇指，請特別留意這三個地方。

勤洗手是為了預防感冒，為了重要的提案、大考、結婚典禮，被說有潔癖又怎樣？

防感洗手 9 步驟

① 淋溼手，抹肥皂
② 洗手心
③ 洗手背
④ 洗指縫
⑤ 洗指甲縫
⑥ 用手心搓洗拇指
⑦ 洗手腕
⑧ 沖水
⑨ 用紙巾擦至全乾

• 酒精消毒只限「乾手」

現在除了醫療機關，很多餐廳和商場都放有酒精供客人消毒。酒精本身能殺菌，可用來對抗流感病毒，酒精揮發時的脫水作用也能達到殺菌效果。

濕手會稀釋酒精濃度，降低殺菌效果。因此，**請擦乾雙手後再使用酒精消毒，並將酒精徹底搓乾**。

酒精消毒步驟和上一頁的所介紹的洗手方式相同。手心、手背、手指、拇指、手腕，切勿遺忘任何角落喔！

16

「廁所烘手機」竟是防感大敵？

乾手學問大

我對常去的地方的「廁所」可說是瞭若指掌。

無論是客戶公司、常進出的車站、商務旅館，還是機場、便利商店，我都會特別留意廁所的「乾手設備」。

廁所的「乾手設備」一般有三種：

①公用擦手布
②噴射式出風烘手機
③拋棄式擦手紙

大家都知道「洗手」可預防感冒，但你知道若選錯「乾手方式」，反而會增加罹患感冒的風險嗎？

①公用擦手布

有些個人經營的小餐廳會在廁所掛擦手布供客人使用。這類擦手布上很可能殘留病毒，畢竟我們不知道店家是否有定時換洗，也不知道有哪些人用過。

如果毛巾濕濕的，還有可能延長病毒壽命。

我個人堅決不使用公用擦手布。

另外還有一種較為少見的「捲筒式擦手布」，**誰也無法保證病毒不會在捲筒裡繁殖**。

你是否也會隨身攜帶手帕呢？說老實話，我並不建議用手帕擦手，手帕放在口袋裡會接觸到外面的空氣，擦完手後放回口袋，**濕濕的手帕還可能成為病毒增生的溫床**。尤其要避免與他人共用一條手帕。

②噴射式出風烘手機

很多連鎖餐廳、商業大樓都會在廁所裝上烘手機，也就是用溫風將手烘乾的裝置。

此外，「噴射式出風烘手機」也愈來愈常見了。這種烘手機的出風量比傳統烘手機大，藉由強風將手上的水珠吹落。

一項數據顯示，**噴射式出風烘手機所散播的病毒，比拋棄式擦手紙高出二十七倍**。

美國應用微生物學會曾做過一項實驗，比較一般溫風烘手機和噴射式出風烘手機所噴出的病毒數。該實驗在兩種烘手機的同樣距離外裝設板子，並計算上面有多少病毒。

實驗結果發現，噴射式出風烘手機的病毒量比一般溫風烘手機高出六十倍，且是拋棄式擦手紙的一千三百倍。

不僅如此，噴射式出風烘手機三公尺外的病毒量是一般溫風烘手機的五百倍。

我們可以合理推測，**裝有噴射式出風烘手機的廁所到處都是感冒病毒**。

• 用紙巾擦才乾淨

基於上述原因，我一般都是使用「拋棄式擦手紙」。許多研究證實，擦手紙無論在乾燥時間、乾燥度、除去病菌，還是防止汙染等方面，都比烘手機優秀。

你身邊有沒有洗完手不擦手的人呢？

事實上，**濕手容易殘留病毒，手上的病毒量可能比乾手多出百倍甚至千倍**。

擦手紙可有效擦去病毒。

為了減少罹患感冒的風險，建議各位應**記住哪些廁所是附設擦手紙**，然後專挑這些廁所使用。

想提升洗手的殺菌效果，請務必謹記以下「手部清潔四步驟」——

i **將指甲剪短**

ii **實行「防感洗手九步驟」**

iii **用拋棄式擦手巾擦乾水分**

iv **用酒精徹底消毒，並搓至全乾**

17 防感靠這招：「鼻呼吸法」

黃白鼻水對應大不同

我們的鼻子不但是超高性能的空氣清淨機，還是天然加濕器和異物移除裝置。

要提高預防感冒的投資報酬率，與其花大錢買空氣清淨機和加濕器，倒不如設法保持鼻子暢通——這可不是在開玩笑喔，是真的！

● 為什麼鼻子不通容易感冒？

鼻子最重要的功能就是「加熱」和「加濕」。

鼻子吸入冷空氣後，會在送到喉嚨的這段期間，**將空氣溫度加到三十度、溼度加到百分之九十**。

也就是說，用鼻子呼吸可將濕潤溫暖的空氣送進喉嚨與肺部。

那麼嘴巴呢？嘴巴雖然也能吸入空氣，加溫加濕功能卻遠遠不如鼻子。

用嘴巴呼吸會使冷空氣直接進入喉嚨，引發氣管疼痛。

此外，鼻黏膜黏液和纖毛可捕捉髒東西、灰塵、細菌、病毒，將這些異物送至鼻腔內部，形成痰排出體外。

那麼，吞下鼻水或痰會發生什麼事呢？鼻水和痰會被消化系統中的消化液分解，但這麼一來，就等於將灰塵病菌也吞下肚。在此建議各位，**應盡量將鼻水和痰排出體外**。

鼻黏膜的分泌物中含有大量「分泌型免疫球蛋白A」（Immunoglobulin A，簡稱IgA），可防止細菌黏在細胞表面。當鼻黏膜受到刺激性物質、異物、冷空氣的刺激，就會反射性地打噴嚏、分泌鼻涕，又或是引發鼻黏膜腫脹、聲門閉合等反應，以阻止異物入侵喉嚨。

為避免罹患感冒，請善用「鼻呼吸法」，時時提醒自己用鼻子呼吸，讓鼻子幫喉嚨保濕、移除異物，這也是鼻子不通容易感冒的原因。

病從口入——用口部呼吸等於對病毒「門戶大開」，不但容易口渴，還會導致病毒入侵喉嚨。

● 好像快感冒了？讓鼻水顏色告訴你！

想知道自己是不是快感冒了嗎？看鼻水的顏色、形狀、黏度就知道！

我每次擤完鼻涕，都會仔細觀察衛生紙上的鼻水。聽起來或許有點噁心，但這是個很重要的動作。

鼻水有四種顏色——透明、白色、黃色和綠色。狀態也各有不同，有水水的、黏黏的，還有固體狀的（也就是所謂的「鼻屎」）。

我們的鼻腔每天都製造**一到兩公升**的鼻水。

鼻水的功能是將鼻子裡的細菌、病毒、灰塵等異物排出體外。健康的鼻水像水一樣透明，也沒有那麼黏。

當鼻水呈白色，代表鼻水裡混有感冒病毒，以及和感冒病毒奮戰而死的白血球屍體。

開始流白鼻水（某些透明鼻水也是）時，代表你很有可能感冒了。這時就應暫停工作，進入「休養模式」。

各位感冒時，鼻水是不是也會從白色逐漸變成黃色呢？

黃鼻水是免疫系統正在和病毒戰鬥的信號。

出現黃鼻水時，代表鼻水中的病毒、細菌、白血球屍體更多了。

這時若抱病工作，很有可能延長感冒時間，又或是引發肺炎、支氣管炎等疾病，千萬不可大意。

如果你的透明鼻水流不停，也可能是過敏性鼻炎。鼻黏膜接觸過敏原後會分泌大量鼻水，像是杉樹花粉、灰塵、寵物皮屑等都可能引發過敏性鼻炎。過敏性鼻炎的起因並非細菌病毒，所以鼻水大多呈無色，且黏性較低。

當病原體入侵深處的「副鼻腔」引發炎症，**就會罹患副鼻腔炎（蓄膿症），流出又濃又稠的黃綠色帶膿鼻水**。

鼻子不舒服，工作效率也會大受影響。

如果你每次感冒都有鼻塞、分泌黃綠色鼻水的症狀，請務必到耳鼻喉科一趟，讓醫師檢查鼻腔內部有無問題。

18

「挖鼻孔」會增加感冒風險？

做這些事小心「自取滅亡」

每個人私底下都會「挖鼻孔」。

但很多人不知道，「挖鼻孔」其實也是罹患感冒的原因之一。

前面多次提到，每當我們與人接觸，或是觸摸物品，甚至只是走在路上，都有可能沾染到病毒。

其中又以手指「染毒」的機率最高。

也就是說，**「挖鼻孔」等於親手將病毒送進鼻腔黏膜**。

此外，我們的鼻子裡有鼻毛，而鼻毛是人體的「濾網」，可以擋住塵埃、細菌、病毒等異物進入體內。

這些異物最後會和鼻水混合形成固體，也就是「鼻屎」。

挖鼻孔除了會將新病毒送進鼻腔，**還可能將鼻毛中的異物推進鼻腔深處**。

● 用長指甲挖鼻孔是大忌

長指甲比較方便挖鼻屎？小心賠了夫人又折兵！**長指甲會損傷鼻孔內的黏膜**，引發鼻內感染。不僅如此，長指甲容易藏汙納垢，小心指甲縫成了病毒和細菌的溫床。

當然，我不是不讓你挖鼻屎。挖鼻屎前，**請先執行前面提到的「防感洗手九步驟」，或是用酒精徹底消毒手部**。

除此之外，你也可以**用擤鼻子的方式清潔鼻孔**，以減少挖鼻孔所帶來的感染風險。

● 你的「鼻毛」修太短了嗎？

為了儀容整潔，不少人都會特別使用「鼻毛刀」修剪鼻毛。但要注意的是，修剪鼻毛可能會降低鼻子的「過濾功能」。

要修鼻毛可以，但**千萬別修太短，只要鼻毛不會跑出來就好**。

19 想有效抗感，搭機選位有撇步！

搭飛機每五人就有一人感冒

每次搭新幹線或飛機時，只要後面有人咳嗽我就會非常緊張，生怕飛沫沾到頭髮或肩膀。

有句話叫「口沫橫飛」，但其實打噴嚏或咳嗽時，**病毒飛沫都是往前方飛，且飛行距離長達一到兩公尺**。

由此可見，只要有人在我們的面前咳嗽，基本上是躲不開病毒攻擊的。不僅如此，因車廂和機艙屬於密閉空間，乘客一不小心就會吸入飄浮在空氣中的病毒。

● 搭飛機罹患感冒的機率是日常生活的「一百一十三倍」

車廂和機艙內乘客眾多，再加上空氣乾燥，氣密性相當高。

有些人在公共場合會盡量忍住咳嗽，但有些人忍不住，例如小朋友就是。

一項針對一千一百名經過兩個半小時飛航的乘客所做的研究，調查發現其中有兩成都在搭飛機後得了感冒。

相較於日常生活，搭飛機罹患感冒的機率高達一百一十三倍。

我每次搭新幹線或飛機，一定都**選擇少人區域的最後一排座位**。

理論上，坐在最後一排遭到「病毒飛彈」攻擊的機率最低。

看到這裡一定有人心想：「妳會不會太誇張了？車廂跟機艙都有通風系統不是嗎？」但我認為，若你處於「絕對不能感冒」的時期，就應徹底執行預防措施，不給病毒任何入侵的機會。

為了降低疾病傳染機率，日本厚生勞働省目前正大力宣傳**「咳嗽禮節」**。

很多人咳嗽打噴嚏習慣用手掌遮掩，但其實，這麼做無法百分之百阻止病毒噴散。

若以髒手觸摸其他物品，反而會將病毒傳染給他人。

多數研究顯示，**不遮口咳嗽打噴嚏，病毒可飛散到二到四公尺遠，且咳嗽飛沫可於空氣中存活四十五分鐘**。

因此，咳嗽打噴嚏時，**應以口罩、手帕、貼紙、上臂遮掩**，以阻止「口沫前飛」。

20 進客房的第一件事：調高房間濕度

把病毒趕出房間的妙招

你是不是一出差就感冒呢？

出差特別容易感冒的原因有四：

①疲勞累積

出遠門非常耗體力。

有些人因為吃不習慣異地的食物，或是因為認床而無法熟睡，進而導致體力虛弱、力氣不足。

在這樣的情況下，感冒自然容易找上門。

②搭乘密閉式交通工具

密閉空間通常是病毒的巢穴。跟一堆人待在密閉空間，感染病毒的機率更是大幅增加。

③出差地溫差大

突然到溫差大的地區，會使體溫調節機制失衡，所以特別容易感冒。到寒冷地區出差時，請務必留意衣物保暖，否則將增加感冒的風險。

④旅館客房空氣太乾

各位住旅館時，早上起床是不是都覺得喉嚨很乾呢？旅館為了隔音、防潮，氣密程度通常比一般建築高，房內也比較乾燥。換句話說，旅館是非常適合感冒病毒的生存環境。

①～③因較難控制，只能靠戴口罩和保暖來加以防治。但④我們還是「有計可施」的，只要設法加濕，即可有效改善客房環境。為什麼要加濕呢？因為**當溼度低於百分之四十時，病毒身上的水分便會蒸發，導致病毒重量變輕，更容易飄浮在空中**。這麼一來，病毒就會飄到杯子或衣物上，再透過人的雙手入侵口鼻。

提升室內濕度可抑制病毒「得意地飄」，並加快病毒的死亡速度，降低罹患感冒的機率。

●提高室內濕度的三種方法

在這裡要與大家分享三種提高室內濕度的方法——

・使用加濕器或電熱水壺

現在不少商務旅館的客房都附有加濕器，即便客房裡沒有，也可跟櫃檯免費外借。

既然能借用，就積極運用！

若旅館未提供加濕器，也可用電熱水壺燒水，即可簡單提升濕度。

・在浴缸內放熱水，打開浴室門

若真的沒辦法，可**在浴缸裡放溫度偏高的熱水，並打開浴室門**。

即便沒有要泡澡，也可以特地放一缸熱水增加房內濕氣。

在此提醒大家，有些旅館不允許房客這麼做，還請各位特別注意。

・在枕邊掛「濕毛巾」

如果客房較寬敞、床鋪跟浴室離太遠，蒸氣飄不過來怎麼辦呢？

遇到這種情況，可將濕浴巾或濕毛巾掛上衣架放在床邊，也相當有效。

雖說這些方法無法完全隔絕病毒，但如果你無論如何都不能病倒，就應竭盡全力預防感冒。

21 醫師的「不藏私抗感良方」

認識「抗感三階段」

「感冒了」該怎麼辦？

首先我要跟大家分享我自己對抗感冒的方法。

這裡將感冒分為前、中、後三期，也就是「感冒初期」、「症狀高峰期」，以及「痊癒期」。

這並非醫學上的定義，而是我個人憑感覺歸納出的分類。

・不藏私抗感良方①感冒初期

感冒初期應全力抗感，以免感冒惡化而拖延痊癒時間。

前面提到，我在快感冒時，會出現喉嚨緊繃等「超初期症狀」，而正式感冒後，就會演變成「喉嚨痛」。

感冒的初期症狀一般都是由「超初期症狀」惡化而成。

只要出現初期症狀，我就會立刻查詢明後天的行程，**排開外務工作**，並服用中藥（中藥相關介紹請參照一百六十六頁），特別注意保暖，**多穿幾件衣服，在室內也穿著毛衣**。

此外，我會**戴上口罩，幫喉嚨加濕**，將生活調整為「感冒模式」，提早下班，**多喝水，多睡覺**，以求儘快恢復健康。

如果喉嚨痛沒有變嚴重，身體也恢復正常，就可以逐一將行程調整回來。

●不藏私抗感良方②症狀高峰期

當身體進一步出現流鼻水、咳嗽、發燒等症狀，我就會將生活切換成「恢復模式」。

「恢復模式」的首要之務，除了休息、休息，還是休息。說的更具體一點，就是「節能」——節約身體的能量。站著坐著都會消耗體力，所以**「能躺就不要坐」**。

建議各位睡前可準備一套衣服、運動飲料、毛巾放在床頭。

這麼一來，半夜如果發燒，即可隨手拿毛巾擦汗，換一套新的衣服，並幫自己補充水分。

運動飲料我都是以常溫飲用，營養豐富又容易吸收。再來就是睡、睡、一直睡。多吃富含水分、**對腸胃無負擔的食物，像是果凍、布丁、烏龍麵、粥品都是不錯的選擇**。

如果病中必須聯絡工作，請不要透過電子郵件，躺在床上以電話聯絡即可。**講電話應輕聲細語，並儘快結束通話**。

這個階段最重要的**不是「痊癒」，而是「避免惡化」**，設法打造舒適的環境，將人體自癒能力發揮到最大極限。

• 不藏私抗感良方③痊癒期

顛峰期過後就會退燒，喉嚨痛和頭痛也逐漸緩解。

這時我會壓抑想要正常工作的心情，暫時過回「感冒初期」的生活。

剛生完一場病，身體正忙著修復各種機能，體力也還沒有完全恢復。

所以請不要急著投入工作，或是出去大玩特玩，否則很容易**感染別的感**

冒病毒，或是非感冒的病原體。

此外，這個時期也要小心，避免把感冒傳染給其他人。

請記得，你仍是感冒患者，身上帶有病毒。請務必戴口罩、多洗手，**非必要請勿靠近他人**。

感冒一星期後，才可恢復正常的工作模式。

以上是我的「不藏私抗感法」。

接下來，我要分享幾個醫學上的抗感策略，請各位參考後述內容，學習新知，矯正舊誤。

這麼一來，一定能找到最適合自己的「抗感方式」。

下一節將告訴大家如何「正確使用醫院」，請繼續看下去。

22

為什麼醫師感冒從不去看病？

控管「院內感染」的五大原則

記得曾有人問我：「你們醫生感冒都怎麼辦？」不怕告訴各位，很多醫生感冒都不願去看醫生，原因有三：

・去醫院很可能會被傳染其他疾病
・醫師知道感冒會自然痊癒
・不想消耗所剩不多的體力

● 冬季醫院＝「病毒大本營」

基本上，醫院的任何角落、所有物品上都沾有病毒。尤其冬季是感冒高峰期，候診室總是「人滿為患」，且大部分的人都在「酷酷嫂」。

候診室很乾燥，又屬於密閉型空間，再加上病患眾多，很有可能「滿滿都是病毒」。

很難想像嗎？這樣比喻好了，假設病毒是肉眼可見的紅點，冬季的候診室就會到處都飄著紅點。

也就是說，**你本來去醫院是為了治好感冒，卻有可能弄巧成拙，感染其他疾病**。

但請別誤會，我的意思不是不可以去看醫生。

那麼看病要注意哪些事項呢？以下是我們於感冒季就醫的五大原則。如果你一定要去醫院，請謹記這五點：

①盡可能縮短待在醫院的時間

如果非去醫院不可，請儘量縮短置身病菌中的時間。

以下三種方式供各位參考。

・善用預約系統，預約看診時間
・不在院內等待結帳
・請醫院開處方箋，讓你到其他藥局拿藥

②口罩不離身

病毒愈多的地方愈需要戴口罩。

請各位遵照本書所介紹的「口罩三原則」，戴口罩去醫院。

③盡可能不摸院內物品

愈多人摸的地方，愈可能沾有病毒。尤其是以下幾個地方更要留心：

・候診室內的雜誌
・孩童玩具
・沙發座椅
・廁所及診療室的門把
・洗手台的水龍頭、廁所內的按鈕

④徹底執行「一觸摸一消毒」

說是這麼說，去醫院卻不可能什麼都不碰。

因此，請各位務必注意，一旦摸到③所列舉的物品，請立刻用酒精消毒。

絕大多數的醫療機關內都放有酒精消毒噴霧。雖然酒精無法殺死所有病原，但仍是感冒病毒的剋星！請各位參照本書所介紹的酒精消毒方式，勤幫手部消毒。

⑤回家後立刻洗手漱口

看完病回到家或公司後，一定要洗手漱口，於第一時間減少身上的病原體數量。

去醫院看感冒請務必堅守以上五大原則。

最後建議大家：

若擔心候診期間無聊，請自己帶書去看。

看診完後，可利用等待結帳的時間到廁所洗手漱口。

到藥局等拿藥時，再到廁所洗手漱口一次。

回到家後，立刻將身上衣物丟進洗衣機，然後洗手漱口。

積極洗手漱口，才能有效防止病菌入口。

23

治療感冒快狠準：「症狀記錄表」

只要十分鐘！躺在床上也能記錄

前面提到，超初期症狀是身體發出的「求救信號」。

我們也可以說，超初期症狀是身體的「客訴」。

假設今天是公司接到客訴，必須先確認經過和現在狀況，釐清客訴原因、檢討對應方式，才能在第一時間解決問題。

要比喻的話，**醫師和護士是處理身體客訴的專家**。

想要早期治療、快速痊癒，你必須告訴他們最正確、最即時的狀況。

就醫時，醫師一般都是從「問診」開始，先詢問病患的症狀和發病過程。

既然有「診」字，就代表「問診」也是「診療的一部分」。

建議大家在就醫前，可製作一張「症狀記錄表」（範例請參照下頁），於問診時直接拿給醫生。這麼做不但可以減少待在醫院的時間，還能幫助醫師了解病情。

正確診斷，有效治療：「症狀記錄表」書寫範例	
個人病史	・〇歲時開刀 ・〇歲罹患高血壓　　　　等
家族病史	・母親有糖尿病 ・父親曾小腦梗塞　　　　等
現在正服用的藥物	・高血壓藥 ・過敏藥 ・三天前開始服用市售成藥〇〇等
症狀與出現時間	
咳嗽	〇天前開始 詳細記述症狀嚴重輕重與變化，像是「乾咳」、「有痰」等
鼻水、鼻塞	〇天前開始 詳細記述症狀輕重，像是「鼻水流不停」、「偶爾吸一下鼻子」等
喉嚨痛	〇天前開始 詳細記述疼痛程度，像是「有點痛癢」、「吞口水會痛」等
發燒	〇天前開始 詳細記述測量到的體溫
倦怠感（全身無力）	〇天前開始 詳細記述倦怠程度，像是「有點沒精神」、「全身無力到站不起來」等
頭痛	〇天前開始 詳細記述疼痛程度，像是「隱隱作痛」、「痛到不能動」等
腹痛	〇天前開始 詳細記述疼痛程度，像是「隱隱作痛」、「嚴重絞痛」等
其他症狀（關節痛、作嘔、發冷、食慾變化等）	〇天前開始 詳細記述症狀
特別備註	
例：・不敢吃藥粉・之後必須出差，無法請假，該如何對應？	

每逢感冒或流感的流行季，醫院就會湧入大量病患，有時病患甚至多到讓醫師無法詳細問診。

這時若病患能夠提供整理好的症狀資訊，醫師一定會大為感動。做出正確診斷，才能夠有效治療。

看到這裡也許有人心想：「感冒就已經夠痛苦了，哪有力氣坐在桌子前面寫記錄？」

別擔心，只要使用智慧型手機的「記事本」功能，窩在床上也能記錄喔！

• 看醫生也講求效率

我們醫師最需要的資訊，是**症狀從之前到現在的「時序變化」**。「時序變化」對診斷非常有幫助。多有幫助呢？遠遠超乎你們的想像！

如果你只告訴醫生「現在的症狀」，像是「我現在鼻水流不停」、「我發燒了」、「我一直咳嗽」，這些對醫師而言都只是「靜止畫面」。

醫生得知症狀的變化後，才能產生「動態畫面」，**以推斷之後可能出現**

的症狀，並進行診斷。

所以，如果你沒有主動告知時序變化，那麼**診斷準確與否，就全憑醫生「問診」的功力了**。

治病有如兩人三腳，病患必須和醫療人員互助合作。為使治療更準確順利，請主動提供醫師診斷資訊。

在記錄症狀時，**可將疼痛程度和症狀變化分為十級**，像是「喉嚨痛昨天是三級，今天更嚴重了，大概有八級」。

將程度數值化可清楚傳達症狀的變化幅度，幫助醫師了解病情。

• 為什麼要「再觀察看看」？

醫師看診時，有時會請病人「再觀察看看」。

這在醫學上又叫做**「追蹤觀察」**，也就是觀察過程，一出現異狀就立刻處理。

如前所述，有些症狀看似感冒，實際上卻是其他疾病的初期症狀。

為了避免這類情況影響診斷，醫師才會說「再觀察看看」。

這句話對醫師而言或許好用，但民眾去看醫師就是為了儘快痊癒，不少人聽到這句話只會覺得心裡一股煩躁：「我哪有那種美國時間！」

各位若遇到這種情形，可向醫師進一步詢問——

「之後可能會出現哪些症狀變化？」

「出現哪些症狀需要再來看診？」

「哪種咳嗽代表我可能不是感冒？」

這樣才能問出更具體的答案。

● 如何向醫師提問？

商務人士既不能隨便請假，也無法找人代班。請假還可能會影響到人事評鑑，就算生病了，也得設法維持表現水準，不容與許一點失常。

然而，絕大多數的醫師都不曾在企業工作過。**很多醫師並不清楚商務人士有多忙、有多少事情得考量。也因為這個原因，他們較無法站在商務人士的角度思考、給予實質性的建議。**

因此，向醫師提問是有技巧的。

比方說，你明天一定得去出差，好巧不巧卻在今天感冒了。

如果你只是跟醫師說：「我明天要出差」，醫師只會回你：「你現在應該好好休息。」

建議各位可以描述得具體一點，激發醫師的想像力，像是——

「我明天一定得出差，但我不想要感冒變嚴重，請問我坐新幹線、住旅館、飲食方面有什麼要注意的嗎？」

這麼一來，或許可以得到不一樣的答案——

「飲食方面，多吃烏龍麵這種對腸胃沒有負擔的食物；坐新幹線記得要戴口罩，你可以把椅子往後倒，盡量多橫躺。住旅館時記得幫房間加濕，出汗就換衣服，以免著涼。但我還是要提醒你，你現在出差可能會讓感冒變得更嚴重，請務必多注意身體，不要過於勉強自己。」

現代人工作忙碌，百忙之中還抽出時間特地去看醫生，大部分都是有什麼特別的原因。

像是明天一定得去出差、下午有場不能缺席的大型會議、明天之前必須完成提案報告。

然而醫師沒有這樣的概念，他們**只希望病人好好在家休息、快快康復**。

因此，你必須「設法」向醫師問出你想知道的答案，這樣冒險去醫院才有回報。

• 為什麼醫師要詢問「過去病史」和「家族病史」？

去醫院診所時，常得填寫「過去病史」和「家族病史」。很多人以為這和感冒無關，所以都寫得非常草率。但其實，這個步驟可馬虎不得，因為病史可幫助醫師判斷以下事項：

- **病患是否可能患有遺傳性疾病**
- **某些藥物對病患是否可能產生不良影響**
- **如果病情較為嚴重，病患是否可能發生抵抗力不佳或營養失衡等情形**

有些你認為的「小事」，卻是醫療人員眼裡的「大事」。為了幫助醫師正確診斷、安全治療，填寫時請不要遺漏任何資訊。寫病史不是為了誰，而是為了你自己。

24

抗生素對感冒無效！

不當用藥小心弄巧成拙

吃感冒藥時請注意：是藥三分毒。

服用多餘的藥物有時反而會傷身。

感冒藥只能「緩解症狀」，無法「根治感冒」。

因此，請務必在適合的時間，服用適量且適當的藥物。

• 感冒開「抗生素」卻沒有多做說明？這樣的醫師不可信！

抗生素（抗細菌藥）就是「毒藥」的代表之一。

有些人將抗生素視作感冒靈丹，這其實是非常危險的想法。

就本質而言，**抗生素的功能是殺死「細菌」，而非殺死「病毒」**。

要消滅病毒必須靠「抗病毒藥物」。

有超過八成的感冒是由病毒引起，因此，抗生素對絕大部分的感冒是起不了作用的。

放眼全球，沒有任何醫療資料數據可證明「抗生素可快速治療感冒」。服用抗生素會產生副作用，其中又以**腹瀉**最為常見，因為抗生素會殺死肚子裡的腸道好菌。除了腹瀉，還可能引發**蕁麻疹**和**肝功能障礙**等症狀。最可怕的是，抗生素會使細菌茁壯，**產生抗藥性**，導致日後藥物難以發揮作用。

沒錯，每當你服用抗生素，體內的細菌就會變得更強壯一些。現代人抗藥性已愈來愈強，抗生素的效果也隨之減弱，這儼然已發展成社會問題。

• 「抗生素」不能完全殺死細菌

那麼，什麼時候需要開抗生素呢？答案是醫師懷疑病患遭到細菌感染時。像是細菌性咽喉炎、扁桃腺炎等喉嚨紅腫化膿的情形，或是細菌侵入喉嚨下方的器官，**引發支氣管炎、肺炎等二次細菌感染時，就必須投以抗生素**。無論是哪種情形，醫師都應經過仔細而慎重的診察後，才開抗生素給病人。

如果醫師懷疑你遭到細菌感染、開了抗生素給你，請務必遵照指示用法用量，並於規定的天數內服用完畢。

醫生開抗生素給病人，**都是以病人依照指示服用為前提，必須吃完才能殺光細菌**。

很多人會因為燒退了、喉嚨不痛了就擅自停藥，這可是服用抗生素的大忌。小心細菌像「活屍」一樣，突然「死而復生」喔！**很多時候症狀雖然消失了，細菌卻還在**。因此，請各位服藥時務必「從一而終」，依照指示將醫師開立的藥物吃完。

● 服用「抗維生素」後不可開車

其實不只抗生素，感冒藥也有副作用，「抗維生素」（Antivitamin）就是其中之一。

抗維生素不只可使用在感冒，也可用來治療花粉症、鼻炎等過敏症狀。重點是，它還是安眠藥的成分之一，服用後有時會出現嗜睡等反應，並引響工作表現。

一項數據顯示，健康成人於服用抗維生素的兩個小時後開車，**雖然不是特別想睡，蛇行次數卻明顯增加**，令人看了頭皮發麻。

這種「不自覺地表現低落」的情況稱為**「表現受損」**（Impaired Performance）。

你吃了感冒藥後，曾出現過精神無法集中、不斷出包、一直重複同樣動作等狀況嗎？如果有，你當時可能正陷入「表現受損」的窘境之中。

如果你的**工作需要操縱機器，或是講求高難度技術**，這可不是開玩笑的！

先不說工作，吃完感冒藥後，**光是在等車時看手機，都有可能恍神到跌落月台**。

然而，會詳細告知病患感冒藥有哪些副作用的醫師，卻是少之又少。

有鑑於此，下一篇我要教各位如何善用藥局和藥師，以取得正確的用藥知識。

25 如何善用藥局和藥師？

「藥局藥師活用法」

你知道全日本有多少間藥局嗎？

答案是**五萬八千間**（譯註：台灣約有六千多家健保特約藥局），跟便利商店的數量差不多。

感覺快感冒時可以不去看醫生，只去藥局拿藥嗎？答案是可以的！

有人曾對六百二十名商務人士進行問券調查，發現有百分之八十五的人感冒都是自行買藥，而不是去看醫師，且只有三成會在買藥前諮詢藥師。

事實上，如果買成藥都是憑感覺，很有可能只是在浪費錢。

藥師的工作是依症狀推薦病患合適的藥物。既然去了藥局，何不「人盡其用」，問問專業藥師的意見呢？

藥局裡的人通常沒有醫院多，很容易就可以尋求藥師幫忙。而且就我自己的經驗而言，大多藥師都比醫師和藹可親喔！

三招縮短待在藥局的時間

但要注意的是，感冒流行季節的藥局跟醫院一樣「危險」，很容易被傳染感冒。

若有此疑慮，下述三招可縮短待在藥局的時間——

①請醫院把處方箋傳真給藥局
②將處方箋線上傳給藥局
③把處方箋交給藥局後，過一陣子再去領藥

不少醫院都有提供①的傳真服務，請自行跟醫院確認。

去新藥局前，可先電洽領藥時間，**若有非專利藥（Generic Drug）的需求，也可於電話中詢問，並主動告知現在服用中的藥物、有無藥物過敏**等。這麼一來，領藥更快速、用藥更放心。

非專利藥和專利藥的效果基本上並無差異，只是**有些添加的成分不一樣，或是形狀不同**。

你。

若擔心添加物會引發過敏，請提醒藥局「你不要拿非專利藥」。

②是用手機拍下處方箋，將照片線上傳給藥局，再等藥局配好藥後聯絡你。

至二〇一七年十二月為止，全日本已有八千間藥局提供線上傳送處方箋的服務，相信今後將愈來愈普及，還請各位多加利用。

③雖然要跑兩趟藥局，卻可確實縮減待在藥局的時間。

如果住家就在藥局附近，還可以先回家休息，節省體力。

• 如何使用「藥局」、「藥師」和「電子用藥紀錄」

每去一間新藥局就得填寫一次問診表，耗時又費力。

現在日本政府正推行「專屬藥師制度」。

如果你有固定去的藥局，藥師可**參考你過去的用藥紀錄，提供「客製化」的用藥意見**。

若你因為工作的關係，每次去的藥局都不一樣，也可將「用藥紀錄本」又或是「電子用藥紀錄」交給藥師，讓他了解你的用藥史和副作用問題。

「用藥紀錄本」也屬於「症狀紀錄表」的一種。可別小看了用藥紀錄，「症狀紀錄表」有助醫師產生「動態畫面」，「用藥紀錄本」則是讓藥師產生「動態畫面」。如果你有**正在服用的藥物**，更要主動告知，以免發生藥物相剋的情形。

● 特別注意「表現受損」

前面提到，服用感冒藥可能會出現「表現受損」的副作用，進而影響工作表現。**如果你的工作必須開車、操縱機器，或是需要高難度技術**，在領取或購買感冒藥時，請務必向藥師詢問副作用。

現在已開發出比較不會引發「表現受損」的藥物囉！

26 揭開感冒偏方的六大謊言

正確認知，杜絕流言

1 喝酒有「酒精消毒」的效果？

前陣子我參加了一場筵席，和一位企業主管同桌而坐。

那天他罹患了感冒，卻抱病參加了這場應酬。

「酒精有消毒作用，我就順便吃個感冒藥好了！」

說完，他便用啤酒吞了一顆感冒成藥，然後灌了一堆威士忌調酒和紅酒。

這簡直是大錯特錯的行為！

經常有工作繁忙的商務人士問我：「吃感冒藥可以喝酒嗎？」

酒精是中樞神經的抑制劑，會使人進入酒醉狀態、反應變得遲鈍。**感冒藥則會進一步加強中樞神經的抑制作用**。

如果平常就喜歡喝酒，還有可能抑制藥物功效，並**增強副作用**。

以「抗維生素」為例——「抗維生素」本身就會引發嗜睡、運動功能障礙、表現受損等副作用，在酒精的催化下，情況可能變得更加嚴重。

大多數的藥物都是由肝臟進行分解，酒精也是。

感冒吃藥期間，肝臟已經夠累夠忙了，這時若再黃湯下肚，只會**加重肝臟的負擔**。

此外，感冒期間應特別注意保暖，酒精會使人身體發熱，一不小心就穿得太少，導致體溫流失；且酒精的**利尿作用還可能害病患脫水**。

喜歡喝「提神飲料」的朋友也要特別注意！買不含酒精的產品才是聰明的做法，且提神飲料多含有咖啡因，若擔心睡不著的問題，請購買不含咖啡因的飲料。

2 感冒傳染給別人就會好？

「主任，你的感冒傳染給我了啦！」

「歹勢歹勢！但多虧了你，我的感冒才痊癒！」

你是否也聽過類似的對話呢？聽著聽著，是否也信以為真了呢？

在此聲明，**絕對沒有這種事！感冒不會因為傳染給別人就好！**

如前所述，一般感冒從症狀高峰期到痊癒須花上三天時間。若病患在高峰期與人接觸，三天後通常已進入痊癒期，而對方正好開始發病。也因為這樣的「巧合」，才造成「傳染給人就會好」的誤會。

很多人對此信以為真，感冒也不肯乖乖請假，到公司到處散播病毒。因此，如果聽到有人這麼說，請務必出言否定，糾正他們的錯誤觀念。

3 泡澡可以治感冒？

泡澡可以治療感冒嗎？就結論而言，在某些條件下是可以的！有人因為擔心泡完澡會覺得很冷，所以主張感冒不應泡澡。

忽冷忽熱確實是感冒大忌。以前浴室還不普及時，日本人都是到公共澡堂洗澡，泡完暖呼呼的熱水後，回家路上的寒風總是特別刺骨。

現在家家戶戶都有浴室，但如果你家沒有吹風機，或是脫衣服的地方溫度較低，洗完澡還是容易著涼。

泡澡本身對感冒是好事，不但可以幫喉嚨鼻腔加濕，緩解鼻塞問題；還能促進血液循環，加速新陳代謝；且身體洗淨後才能順利排汗。

不過，感冒泡澡請注意以下四點：

i 嚴重缺乏體力請勿泡澡

↓發燒超過三十八度、全身倦怠、上吐下瀉引發脫水等，切勿泡澡。

ii 注意水溫和泡澡時間

↓水溫過熱、長時間泡澡會過分消耗體力。

iii 注意浴室溫度

↓為避免著涼，浴室最好加裝暖風機，穿脫衣服時請開暖氣。

iv 洗完澡儘快休息

↓洗完澡應立刻鑽進被窩，而且最好不要洗頭髮，以節省吹整的時間。

此外，感冒期間請不要前往**大眾澡堂**、**岩盤浴**、**三溫暖**等場所，一方面是怕著涼，也免得造成他人麻煩。

4 維生素有預防治療感冒之效？

目前**醫界主張維生素C沒有預防、治療感冒之效**。

因此，維生素C多吃無益，若攝取量超過身體所需，也只會跟著尿液一起排出體外，且過量攝取還可能引發腹瀉和腸胃問題。

當然，維生素C並非一無是處，它能促進人體合成膠原蛋白、幫助傷口癒合、強化免疫系統，是身體必須的營養素。但基本上，我們無須特別吃保健食品補充維生素C，光靠飲食攝取量即足夠。

如果你真想預防感冒，平時就該注意飲食營養均衡，而非在感冒後才大量攝取維生素C。

不過有研究指出，維生素C對運動員等身體負荷量較大的人相當有益。至於維生素C對**工作辛勞的肉體勞務者**有無預防感冒的效果，這一點還有待討論。

5 漱口藥可預防感冒？

漱口藥預防感冒的效果並沒有特別好。

有人曾對三百八十七名健康成人進行實驗，請他們各使用水和優碘（漱口藥）漱口六十天。比較後發現，一天用水漱口三次以上可減少百分之三十六的感冒症狀，和漱口藥的效果差不多。

也就是說，無須特別用漱口藥，**只要一天用水漱口三次，即可減少近四成的感冒機率**。

6 使用空間除菌產品就不用擔心？

最近市面上的空間除菌產品如雨後春筍般冒出，然而，其中有些產品因缺乏醫學根據，**遭到「日本消費者廳」發文警告**。

因此，在購買這類產品之前，請務必三思。

• 衣服並非穿愈多愈好

感冒時，大家總叫你「多穿一點」、「穿暖一點」。

發冷時確實該穿暖一點，但發高燒出汗後，穿太多反而會造成反效果。

發燒時，身體會藉由出汗降低體溫，這時應**穿著棉質等較透氣的衣服，並三不五時更換**，避免穿腈綸（Acrylic Fiber，壓克力纖維）等保暖材質。

第四章

不想二度感冒？不想傳染他人？這麼做準沒錯！

27

「順重力痊癒法」

這麼做才能快速恢復身體健康！

前面介紹的感冒對策，相信各位都已經學會了吧！

然而，人有時候還是會不小心感冒，因此，最後一章要告訴大家「感冒後的注意事項」。

知己知彼，百戰百勝；唯有知道正確的休養方法，才能打倒感冒這個「強敵」！

• 感冒期間盡可能橫躺

相信大家都很清楚，想要感冒快快好，除了睡、睡、還是睡！能睡就睡，才是儘速恢復健康的痊癒之道。

話雖如此，人總有睡不著的時候，這時候該怎麼辦呢？

不用因為睡不著而倍感壓力，因為只要躺在床上，即可達到休養效果。

不只感冒，工作太累或身體不舒服的時候，首要之務就是「橫躺」。

不是站著也不是坐著，而是躺著。

站著或坐著時，人體會為了維持姿勢而用力，這麼一來，**身體就必須將血液輸送至肌肉，消耗原本應該用來修復身體的能量**，增加身體負擔。

身為企業專屬醫師，我常與各路商務人士接觸。很多人感冒後不好好休息，一下出外務，一下埋首辦公，導致感冒不斷惡化。

感冒期間容易頭昏腦脹，思考能力也大幅下降，工作效率完全無法跟健康的時候相比。你說他們不知道嗎？他們知道，但知道歸知道，卻還是忍不住工作。

感冒代表你的健康狀況「告急」了。

當公司財務告急，卻仍不斷撒錢投資，只會使經營狀況更加惡化。

緊急時刻卻不懂得開源節流，最後只會自食惡果。

感冒也是一樣，生病就應該保留體力，讓身體專心對抗病毒。

・工作一下下沒關係？關係可大著呢！

如果真的睡不著，也無須強迫自己睡，橫躺即可。

躺著可減少血壓起伏、撫平呼吸、緩解肌肉緊張。這麼一來，身體就可以把能量用來啟動免疫系統，消滅感冒病毒。

「工作一下下應該沒關係吧？」——千萬別這麼想！這個念頭是個無盡深淵，本來只是想完成一個小工作，沒想到卻一個接一個沒完沒了。**一旦大腦進入「工作模式」，就會導致身體緊繃，延遲痊癒時間**。

當副交感神經較為活絡，淋巴球的活力就會增加，提升身體的免疫力。

因此，我們**平時就應盡量放鬆心情，避免長期處於緊張之中**。

躺著若覺得無聊，可以讀讀想看的書、聽聽喜歡的歌。

看累了、聽累了，自然就會進入夢鄉。

任何時候只要感冒了，「痊癒」就是我們最重要的目標。

不用擔心工作進度落後的問題，把身子養好再全力「趕進度」即可！

28

淺眠容易感冒

「睡眠不足」與感冒的關係

接下來，我們來談談「睡眠」吧！

全球多項研究顯示，**睡眠不足容易感冒**。

在電子郵件、社群網站的普及之下，我們二十四小時都得隨時待命。你在睡前是不是也會使用電腦和手機呢？事實上，這麼做會導致淺眠或是睡眠中斷，因此睡眠不足而不自知。

不少研究都指出，**人際壓力會增加罹患感冒的風險**，而「睡覺」對紓壓非常重要。因此，壓力、睡眠不足、感冒三者關係密切，可謂牽一髮而動全身。

●「熬夜」的可怕後果

睡眠對健康非常重要，「熬夜」的壞處更是罄竹難書，不但讓人白天昏昏欲睡，還會全身無力、頭重腳輕、心情忐忑不安，對身心都有非常不好的影響。研究指出，熬夜會拉高血壓、血糖和血脂，引發高血壓、糖尿病、高血脂（脂質代謝異常）等生活習慣，增加心肌梗塞、腦血管病變的風險。

此外，熬夜還會降低身體抵抗力，常熬夜**容易得到流感等傳染病，罹癌機率也較高**。再加上抑制食慾的瘦蛋白（Leptin）減少、促進食慾的類生長激素（Ghrelin）增加，所以**熬夜的人特別容易肥胖**。

熬夜還會導致記憶力下降、注意力渙散，學生熬夜成績會退步，社會人士熬夜工作效率會變差，甚至引發交通事故或職業傷害。

總之，熬夜是健康的大忌，還請各位在排定行程時特別注意。尤其是感冒和流感旺季更應好好睡覺，儲備體力又能紓解壓力，何樂而不為？

29 喉嚨痛？是時候該閉嘴了！

認識「發炎」

上台報告、講電話、開會、和同事聊天、唱KTV、抽菸——你或許沒注意到，我們的喉嚨平常工作量有多大。

喉嚨痛時，「閉嘴」才是上策。

這時開口說話會導致喉嚨乾燥，進而散播更多感冒病毒。

喉嚨痛代表你喉嚨發炎了。

「發炎」是身體正常啟動修復機制的證據，這時若一直說話、不斷使用喉嚨，只會使發炎愈來愈嚴重。

那麼，要如何治療發炎呢？兩個字——休息。

感冒出現喉嚨痛等症狀，**應盡量避免與人見面開會，可改以透過文字（電子郵件或社群網站）聯絡工作**。

這時的喉嚨黏膜較為脆弱，不斷開口說話將使喉嚨更加乾燥疼痛，進而淪為其他病原體的攻擊對象。

如果你不想要「病上加病」，請務必讓喉嚨好好休息。

• 用「刺激物」消毒是大忌

你是否曾喉嚨痛到連吞口水都有困難呢？這時喝水都有問題，更別提刺激性物質了。

在喉嚨恢復健康前，應多食用滑嫩順口的食物。

菸酒和辛香料是感冒期間的大忌。

酒精會刺激黏膜，增加黏膜的負擔；且因具有利尿作用，容易導致身體將水分排出體外。

很多菸友會戴著口罩抽菸。事實上，吸菸會引發呼吸器官的慢性發炎，通常都有久咳的問題。

也因為這個原因，**常有菸友一感冒就咳不停**。在此建議菸友，感冒時應少說話、少抽菸，避免刺激性物質。

30 正確擤鼻，正確丟棄

醫務人員教你如何管制感染

鼻涕衛生紙裡藏有大量的感冒病毒。

除了病毒，裡面還有許多白血球的屍體、病毒的殘渣。

先屏除觀感問題，就衛生面而言，**鼻涕衛生紙是不折不扣的感染源**。

很多人擤完鼻涕後，習慣將衛生紙揉成一團，「投」進垃圾桶。

這個行為儼然是在散播病毒，若「球進得分」倒還好，如果不幸沒丟準，又或是丟到其他人，那可就不妙了。

有研究指出，**流感病毒可在病患的鼻涕衛生紙中存活八到十二小時**。

把鼻涕衛生紙放在桌上，待乾掉後，病毒很容易就飄進空氣之中。

• 垃圾桶請加蓋，丟衛生紙往下按

那麼，鼻涕衛生紙該怎麼丟才好呢？首先，你必須找一個有蓋子的垃圾

桶，而且最好是找個縫隙塞進去，不可將衛生紙丟在最上方。

若實在找不到有蓋子的垃圾桶，**請放進塑膠袋裡，綁緊再丟棄**。家中有小孩更要特別注意，因為小朋友在玩耍時很容易撞翻垃圾桶，導致病毒滿天飛。

為了避免家庭感染，請務必將鼻涕衛生紙丟進塑膠袋中綁緊。丟完衛生紙後，一定要仔細清潔手部。

醫療現場之所以如此注重手部清潔，就是因為我們非常清楚**「鼻水和唾液等體液是感染源」**。

• 咳嗽禮節

如果你是醫療人員、餐飲業者，或是幼兒園員工，感冒了可不能傳染給別人。

為了避免散播病毒，有良心的醫療人員通常都會遵照下述「咳嗽四步驟」，謹守「咳嗽禮節」：

①戴口罩

②咳嗽打噴嚏時，用手帕或衛生紙遮住口鼻

③將髒衛生紙丟進加蓋的垃圾桶裡

④洗手

發現了嗎？這四個步驟的目的並非「防止咳嗽」，而是「防止病毒擴散」。將擴散機率降到最低後，最後再以洗手作結。

一個人有沒有同理心，單看他怎麼咳嗽打噴嚏、如何處理鼻涕衛生紙就知道。

31 家人感冒了怎麼辦？

如何避免家中成為病毒窟？

前面所介紹的感冒對策，主要是給商務人士做參考。

但其實，家裡有人感冒才是最最最可怕的。

尤其對有考生的家庭而言，感冒更是一大威脅。

「家人感冒能怎麼辦？被傳染也只能自認倒霉。」——這樣的心情我懂，畢竟我也跟家人同住。

但如果你處於「絕對不能感冒」的時期，家中卻有人突然感冒，那可就麻煩了。

假設你上有老父老母要照顧，下有年幼兒女嗷嗷待哺，若他們將感冒傳染給你，最後連你都倒下了，該由誰照顧他們？因此，**如果你深愛家人，更應該設法預防感冒**。

• 謹記「分房分物」原則

如果你家有人感冒，請把他想成一台「病毒排放機」。

他的臥房裡飄滿了病毒，棉被上也沾滿了病毒。

換下的睡衣、擦汗毛巾、用過的杯子，上面全都有病毒。

正因為肉眼看不見病毒，我們才要小心翼翼，以免「染毒」而不自知。

因此，照顧感冒的家人必須謹記「分房原則」，**讓病患吃飯、換衣服、休息都在同一個房間**。

當然，病患還是可以離開房間去上廁所。但如果他怕孤單、想要出來客廳躺著，請務必予以拒絕。這不是狠心，而是另一種形式的關懷。

除了「分房」，還必須「分物」。

不與病患共用擦手布、漱口杯、杯碗瓢盆，並在病患的房間放置專門丟衛生紙的垃圾桶。

每每與病患接觸，請務必落實洗手漱口和酒精消毒。

切記，只要**進出病患房間、和病患說話、拿東西給他**，就有可能感染病毒。

● 做好最壞的心理準備

然而，無論你做得再怎麼徹底，還是會出現防疫漏洞。

請你做好最壞的心理準備，以「自己已被傳染」為前提訂定一週計畫。

建議各位，**由潛伏期開始的一整個禮拜，請勿排入重大行程**。

基於風險管理原則，當風險有一定機率發生，就必須提前準備，有備無患。

看到這裡一定有人心想：「有必要做到這個地步嗎？」但我認為小心駛得萬年船，只要能夠降低罹患感冒的機率，就有一試的價值。

32 客戶感冒了怎麼辦？

這麼做，防感不傷感

見到別人感冒，即便對方是客戶、上司、你的家人，你是否還是備感壓力，生怕被他們傳染？別擔心，這其實是很自然的反應。

相信各位也經常遇到感冒的客戶吧？

在密閉空間裡開會時、跑業務時、聽報告時，常會碰到抱病硬撐上陣的客戶。

這其實相當尷尬，因為你一定得與他接洽，又不能露出嫌惡的表情，否則可能會破壞交情。

到底怎麼做，才能確實防感，又不傷到客戶的心呢？

• 四大「不傷人防感法」

每每遇到這樣的情況，我都會使出以下四招「不傷人防感法」：

①縮短相處時間

兩小時的會議和半小時的會議，哪一個比較容易罹患感冒呢？答案顯然是前者。與感冒患者共處一室的時間愈長，愈容易吸入對方「病毒飛彈」。

像這種時候，你可以在開會前先行宣布：**「○○先生／小姐，我看您今天身體似乎不太舒服，今天的會議就簡單進行吧，早點結束您也可以早點休息。」**

這麼說是為了關懷對方，也是為了保護自己。

②保持一定距離

坐在感冒患者的對面，只要對方一打噴嚏或咳嗽，我們就會馬上受到病毒的「洗禮」。

因此，如果同席有人感冒，請與他平行而坐，或是坐在對角線。

如果患者會上台說話，請離講台愈遠愈好，或是坐在空調的風頭處。

③不共用物品

感冒患者可能在不知不覺中將病毒沾染在物品上。

即便只是從他手上接過資料夾、小點心，病毒就可能趁機「搬家」到你的手上，引發接觸傳染。

④對方一離開就立刻衝往廁所

無論你再怎麼小心，只要跟感冒患者長時間共處一室、近距離接觸，基本上是躲不掉病毒的。

因此，當對方前腳一走，請務必火速衝往廁所洗手漱口。

如果有中場休息時間，第一件事也是到廁所洗手漱口。

這些都是不會傷人的防感法，還請各位安心執行。

33 那些醫師沒告訴你的事：中藥的神奇效果

中藥醫學實證

就總人口來看，日本愛用中藥的人只占一小部分。

然而放眼醫界，不少醫師都對中藥情有獨鍾，我就是其中之一。

大多人不肯吃中藥，是因為覺得西藥（綜合感冒藥、退燒止痛劑等）比中藥有效。

但其實，**中藥若用得對、用得巧，反而能加快痊癒速度**。

人類自古就不斷與感冒抗戰。

中國自是不用說，中國是古亞洲的文化中心，也是中藥的發祥地。日本也曾運用中藥對抗感冒，而東洋醫學就在這段期間「愈戰愈勇」。

東洋醫學是根據病患的個人體質開立處方。

他們不會說「感冒要吃〇〇」，而是「□□體質的人感冒藥吃△△」。

不少病患吃了符合自己體質的中藥後，都立刻見效。

接下來，我要介紹幾個跟中藥有關的研究。

•五大神奇中藥

有專家曾對八十名發燒超過攝氏三十七度的病患做了一項對照試驗，請中藥組服用特地調配的中藥，西藥組服用止痛退燒藥。結果顯示，**中藥組比西藥組早將近一天退燒，感冒症狀也較快獲得緩解**。

另一對照試驗則是以一百七十一名超過三歲的感冒病患為對象，他們請中藥組服用**麻黃附子細辛湯**，西藥組服用綜合感冒藥，發現**中藥組早將近兩天退燒，咳痰的狀況也早一天半痊癒**。

有人對一百九十二名患者進行試驗，發現**小青龍湯**可有效減少支氣管炎所引發的咳嗽頻率、緩解咳嗽與咳痰，並有效改善鼻塞和打噴嚏的狀況。

一項對二十六名非抽菸者進行了**麥門冬湯**和右美沙芬（Dextromethorphan，一種止咳西藥）的服用效果比較，發現前者能夠較快止咳。

另有實驗結果顯示，**麻黃湯的退燒效果比奧司他韋（克流感）快十七個小時**。

日本中醫師銳減中

雖然中藥治療感冒的效果非常好，日本的中醫師卻少得可憐。

二〇一七年十一月的統計數據顯示，日本三十萬名醫師之中，只有**兩千一百四十八名中醫師**，民眾就算想了解中藥也求助無門。

不過，一般醫師也可開中藥給民眾。有些醫師雖然沒有中醫執照，卻對中藥瞭若指掌。下次感冒時，別忘了問問你的醫師喔！

我個人幾乎不吃西藥，並非我對西藥有偏見，而是中藥較符合我的體質。

我都是依據症狀選擇中藥，只要喉嚨一出現超初期症狀，我就會立刻暫停工作服用中藥，然後靜待症狀退去。

但在這裡還是要提醒大家，中藥也是藥，有時也會出現副作用，請各位服用中藥時務必遵照醫師指示。

結語

怎麼做才能預訪感冒？感冒了該怎麼辦？

「注意營養均衡，三餐正常」、「每天睡超過八小時」、「感冒就跟公司請假，休養一個星期，直到恢復健康為止」——你我都知道這麼做對感冒好，但對忙到沒日沒夜的現代人而言，要做到這個地步簡直比登天還難。

將醫療與商務合而為一後，我不斷思考該如何運用醫療新知幫助民眾、怎樣才能將這些知識簡單明瞭地介紹給大家。

醫療必須基於現有理論進行推測，並在不確定的情況下開闢新知。要得到堅不可破的完美醫療實證，必須花上很長一段時間。然而，對「活在當下」的你我而言，卻可能因此而錯失醫療良方。

因此，本書除了介紹有一定醫學實證的感冒對策，也收錄了我平常用來對抗感冒的方法，其中也包括在醫界較有爭議性的做法。

此外，為求「簡單明瞭」，書中部分描述和醫學用語之定義稍有差異。還請各位多多包容。

本書是在許多醫療人員的幫助下才得以完成。

在此我要特別感謝後町陽子醫師、岩本修一醫師的鼎力相助；以及幾位傳染病專家醫師，你們的書籍研究令我受益匪淺。真的非常謝謝你們。

鑽石出版社的今野良介先生，謝謝你在本書製作階段站在讀者的角度為我提供許多意見，並支持我對醫學實證的堅持。

最後，我要謝謝各位讀者，感謝你們讀完這本書。

二〇一八年一月底我在寫這本書時，日本正陷入「流感風暴」之中。希望本書能對大家的健康管理有所助益，並幫助你照顧家人，減少因感冒而造成的社會傷害。

High-Z股份有限公司董事長 醫師・醫學博士・工商管理碩士

裴英洙

參考文獻

1 Eccles, R. , Fietze, I. and Rose, U. Rationale for Treatment of Common Cold and Flu with Multi-Ingredient Combination Products for Multi-Symptom Relief in Adults. Open Journal of Respiratory Diseases.

2 Terho H, Asko J. Thecommoncold. TheLancet.

3 Turner RB: The Common Cold. In: Bennett JE, Dolin R, Blaser MJ. Ed: Mandell, Douglas, and Bennett’ s Principales and Practice of Infectious Diseases. 2014;8th ed. Elsevier Saunders

4 Lee, S. et al. A polyvalent inactivated rhinovirus vaccine is broadly immunogenic in rhesus macaques. Nature. Communications.2016

5 ハリソン内科学 第3版. Harrison’ s PRINCIPLES OF INTERNAL MEDICINE 17TH EDITION. メディカルサイエンスインターナショナル，2009

6 Mäkelä, MJ・Puhakka, T・Ruuskanen, O et al. Viruses and bacteria in the etiology of the common cold. J Clin Microbiol. 1998

7 Jackson, G., Dowling, H., Spiesman, I. and Boand, A Transmission of the Common Cold to

Volunteers under Controlled Conditions. 1 The Common Cold as a Clinical Entity. AMA Arch Internal Medicine. 1958

8 Gwaltney Jr., J.M., Hendley, J.O., Simon, G. and Jordan Jr., W.S. Rhinovirus Infections in an Industrial Population. II . Characteristics of Illness and Antibody Response. JAMA. 1967

9 Ron Eccles et al. Rationale for Treatment of Common Cold and Flu with Multi-Ingredient Combination Products for Multi-Symptom Relief in Adults. Open Journal of Respiratory Diseases. 2014; Vol.04 No.03.

10 Gwalthey JM Jr and Hendley JO, Transmission of experimental rhinovirus infection by contaminated surfaces. Am J Epidemiol. 1982

11 Winther B, McCue K, Ashe Km et al. Environmental contamination with rhinovirus and transfer to fingers of healthy individuals by daily life activity. J Med Virol. 2007

12 Winther B, McCue K, Ashe Km et al. Rhinovirus contamination of surfaces in homes of adults with natural colds: transfer of virus to fingertips during normal daily activities. J Med Virol. 2011

13 Jefferson T, Del Mar C, Dooley L, et al. Physical interventions to interrupt or reduce the spread of respiratory viruses. BMJ. 2009

14 Aiello AE, Coulborn RM, Perez V, Larson EL. Effect of hand hygiene on infections disease

risk in the community setting: a meta-analysis. Am J Public Health. 2008

15 Rabie T, Curtis V. Handwashing and risk of respiratory infections: a quantitative systematic review. Trop Med Int Health. 2006

16 Best EL, Parnell P, Wilcox MH. Microbiological comparison of hand-drying methods: the potential for contamination of the environment, user, and bystander. J Hosp Infect. 2014

17 P.T.Kimmitt et al. Evaluation of the potential for virus dispersal during hand drying: a comparison of three methods. J Appl Microbiol. 2016

18 Huang C, Ma W, Stack S. The hygienic efficacy of different hand-drying methods: a review of the evidence. Mayo Clin Proc. 2012

19 Patrick DR, Findon G, Miller TE. Residual moisture determines the level of touch-contact-associated bacterial transfer following hand washing. Epidemiol Infect. 1997

20 Satomura K et al. Prevention of upper respiratory tract infections by gargling: a randomized trial. Am J Prev Med 2005

21 Martineau AR, et al. Vitamin D supplementation to prevent acute respiratory tract infections: systematic review and meta-analysis of individual participant data. BMJ. 2017

22 Aglipay M et al. Effect of High-Dose vs Standard-Dose Wintertime Vitamin D Supplemen-

tation on Viral Upper Respiratory Tract Infections in Young Healthy Children. JAMA. 2017

23 Dougals RM, Hemilä H, Chalker E. Vitamin C for preventing and treating the common cold. Cochrane Database Syst Rev 2007

24 Hulisz D. Efficacy of zinc against common cold viruses: an overview. J Am Pharm Assoc 2003

25 Singh M et al. Zinc for the common cold. Cochrane Database Syst Rev. 2013

26 Science M, Johnstone J, Roth DE, et al. Zinc for the treatment of the common cold: a systematic review and meta-analysis of randomized controlled trials, CMAJ2012

27 Kurugöl Z et al. The Prophylactic and therapeutic effectiveness of zinc sulphate on common cold in children. Acta Paediatr. 2006

28 Caruso TJ, Prober CG, Gwaltney JM Jr. Treatment of naturally acquired common colds with zinc: a structured review. Clin Infect Dis 2007

29 Marshall, I. in: zinc for the common cold(Cochrane Review). The Cochrane LibraryIssue 2. Update Software, Oxford; 2002

30 Hojsak I et al. Lactobacillus GG in the prevention of nosocomial gastrointestinal and respiratory tract infections. Pediatrics. 2010

31 Hao Q et al. Probiotics for preventing acute upper respiratory tract infections. Cochrane Database Syst Rev. 2015

32 King S, et al. Effectiveness of probiotics on the duration of illness in healthy children and adults who develop common acute respiratory infections conditions: a systematic review and meta-analysis. Br J Nutr.2014

33 Falagas,M.E. et al. Psychosocial factors and susceptibility to or outcome of acute respiratory tract infections. Int J Tuberc Lung Dis 2010

34 Anette Pederson et al. Influence of Psychological Stress on Upper Respiratory Infection—A Meta-Analysis of Prospective Studies. Psychosom Med 2010

35 Cohen S et al. Sleep habits and susceptibility to the common cold. Arch Intern Med. 2009

36 Martin B. Hocking et al. Common cold transmission in commercial aircraft: Industry and passenger implications. Journal of Environmental Health Research, Volume 3, Issue 1, 2004

37 Shehab N, Patel PR and Srinivasan A.Emergency department visits for antibiotic-associated adverse events. Clin Infect Dis. 2008

38 Protective effect of antibiotics against serious complications of common respiratory tract infections: retrospective cohort study with the UK Gener...-PubMed—NCBI BMJ.2007

39 Risks and benefits associated with antibiotic use for acute respiratory infections: a cohort study. - Ann Fam Med. 2013

40 Kenealy TetalAntibiotics for the common cold and acute purulent rhinitis. Cochrane Database Syst Rev. 2013

41 Turner, RB, Wecker, MT Pohl, G et al. Efficacy of tremacamra, a soluble intercellular adhesion molecule I, for experimental rhinovirus infection: a randomized clinical trial. JAMA. 1999

42 Schiff, GM and Sherwood, JR. Clinical activity of pleconaril in an experimentally induced coxsackievirus A21 respiratory infection. J Infect Dis. 2000

43 Kaiser, L, Crump, CE, and Hayden, FG. In vitro activity of pleconaril and AG7088 against selected serotypes and clinical isolates of human rhinoviruses. Antiviral Res. 2000

44 Hsyu, PH, Pithavala, YK, Gersten, M, Penning, CA, and Kerr, BM. Pharmacokinetics and safety of an antirhinoviral agent, ruprintrivir, in healthy volunteers. Antimicrob Agents and Chemotherapy2002

45 Hayden, FG, Coats, T, Kim, K et al. Oral pleconaril treatment of picornavirus-associated viral respiratory illnesss in adults: efficacy and tolerability in phase II clinical trials. Antivir Ther. 2002

46 Cochrane Database Syst Rev. 2003

47 De Sutter AI et al. Oral antihistamine-decongestant-analgesic Combination for the common cold. Cochrane Database Syst Rev. 2012

48 Smith SM et al. Over-the-counter medications for acute cough in children and adults in ambulatory settings. Cochrane Database Syst Rev. 2008

49 Paul IM et al. Vepor rub, petrolatum, and no treatment for children with nocturnal cough and cold symptoms. Pediatrics. 2010

50 Paul IM et al. Effect of honey, dextromethorphan, and no treatment on nocturnal cough and sleep quality for coughing children and their parents. Arch Pediatr Adolesc Med. 2007

51 Shadkam MN et al. A comparison of the effect of honey, dextromethorphan, and diphenhydramine on nightly cough and sleep quality in children and their parents. J Altern Complement Med. 2010

52 Raeessi MA, et al. Honey plus coffee versus systemic steroid in the treatment of persistent post-infectious cough: a randomized controlled trial. Prim Care Respir J. 2013

53 Nakamura, K., Yokoi, T., Inoue, K., Shimada, N., Oohashi, N., Kume, T. and Kamataki, T.: CYP2D6 is the principal cytochrome P450 responsible for metabolism of the histamine antagonist promethazine in human liver microsomes. Pharmacogenetics. 1996

54 Manabu Tashio.M et al. Effects of a sedative antihistamine, D - chlorpheniramine, on regional cerebral perfusion and performance during simulated car driving. Human Psychopharmacology. 2008; Volume 23, Issue 2. 139-150

55 Moskowitz H, Wilkinson CJ. Antihistamine and driving-related behaveor: A review of the evidence for impairment. National Highway Traffic safety Administration. 2004

56 Nabeshima S et al. randomized, controlled trial comparing traditional herbal medicine and neuraminidase inhibitors in the treatment of seasonal influenza. J Infect Chemother. 2012

57 Gonzales, R, Malone, DC, Maselli, JH, and Sande, MA, Excessive antibiotic use for acute respiratory infections in the United States. Clin Infect Dis. 2001

58 Grijalva, C.G., Nuorti, J.P. and Griffin, M.R. Antibiotic Prescription Rates for Acute Respiratory Tract Infections in US Ambulatory Settings. JAMA.2009

59 Smith A et al. Effects of upper respiratory tract illnesses on mood and performance over the working day. Ergonomics. 2000

60 Fendrick AM et al. The economic burden of non-influenza-related viral respiratory tract infection in the United States. Arch Intern Med. 2003 104 Hayward AC.et.al. Comparative Community burden and severity of seasonal and pandemic influenza: results of the Flu Watch cohort study. Lancet Respir Med. 2014

61 Chartrand C et al. Accuracy of rapid influenza diagnostic tests: A meta-analysis. Ann Intern Med. 2012

62 Miyamoto et al. "Posterior Pharyngeal Wall Follicles as Early Diagnostic Marker for Seasonal and Novel Influenza" General Medicine 51-60. 2011

63 Jefferson T et al. Neuraminidase inhibitors for preventing and treating influenza in healthy adults and children. Cochrane Database Syst Rev. 2014

64 Hsu J, Santesso N, Mustafa R et al. Antivirals for treatment of influenza: a systematic review and meta-analysis of observational studies. Ann Intern Med. 2012

65 Nabeshima S et al. A randomized, controlled trial comparing traditional herbal medicine and neuraminidase inhibitors in the treatment of seasonal influenza. J Infect Chemother. 2012

66 Wang C et al. Oseltamivir Compared With the Chinese Traditional Therapy Maxinghi-gn-Yinqiaosan in the Treatment of H1N1 Influenza: A Randomized Trial. Ann Intern Med. 2011

67 Prevention and Control of Seasonal Influenza with Vaccines: Recommendations of the Advisory Committee on Immunization Practices — United States, 2017-18

68 King JC et al. Effectiveness of School-Based Influenza Vaccination. N Engl J Med. 2006

69 Osterholm MT, et al. Efficacy and effectiveness of influenza vaccines: a systematic review and meta-analysis. Lancet Infect Dis. 2012

70 Andre FE, et al. Vaccination greatly reduces diseases, disability, death and inequity world-wide. Bulletein of the World Health Organization. 2008

71 Kwok YLA, Gralton J, McLaws ML, Face Touching : A frequent habit that has implications for hand hygiene. AM J Infect Control 2015

72 厚生労働省・インフルエンザQ ＆ A

73 厚生労働省・感染症法に基づく医師及び獣医師の届け出について

74 厚生労働省・抗微生物薬適正使用の手引き・第一版

75 厚生労働省・「統合医療」情報発信サイト 海外の情報 亜鉛

76 厚生労働省・報道発表資料 2016

77 厚生労働省・平成 29 年度インフルエンザ Q&A

78 国立感染症研究所・ライノウイルス検査マニュアル 2009

79 国立感染症研究所・感染症情報センター　インフルエンザ　総説

80 国立感染症研究所・インフルエンザ診断マニュアル 第 3 版

81 国民生活センター・ウイルス対策をうたったマスク―表示はどこまであてになるの？

82 横浜市感染症情報センター・疾患別情報

83 文部科学省・学校において予防すべき感染症の解説

84 東京都感染症情報センター・感染症発生動向調査にみる呼吸器系感染症起因ウイルスの検出状況（2009 年）について

85 東京都感染症情報センター・インフルエンザ

86 政府公報オンライン・インフルエンザの感染を防ぐポイント

87 横浜市感染症情報センター・疾患別情報

88 消費者庁・二酸化塩素を利用した空間除菌を標ぼうするグッズ販売業者 17 社に対する景品表 示法に基づく措置命令について .2014

89 日本呼吸器学会・呼吸器の病気 かぜ症候群

90 「かぜ」とはどういう病気なのか・京府医大誌． 2013

91 満田年宏監訳・医療現場における手指衛生のための CDC ガイドライン・国際医学出版 .2007

92 池原弘展ほか・石けん手洗い後にペーパータオルを用いた乾燥方法の除菌効果の検討 UH CNAS, RINCPC Bulletin Vol. 18, 2011

93 東北大学保険管理センター 保健のしおり 38 号

94 一般社団法人日本衛生材料工業連合会・マスクの表示・広告自主基準

95 堀美智子監修・OTC 薬販売の実践問題集 じほう . 2006

96 久保田隆廣ほか・CYP2C19, CYP2D6, および CYP2C の遺伝子多型と人種差

97 横井毅・薬物代謝酵素の遺伝的多型と個別薬物療法・化学と生物 . 2001

98 横井毅ほか・薬物代謝酵素の遺伝的多型 : CYP2D6 と CYP2A6 の新規遺伝子変異の日本人における解析を中心として． 日本薬理学雑誌 . 1998

99 個別化医療実現のための医薬品開発・医薬出版センター . 2008

100 杉正仁・運転管理に必要な疾病・薬剤の知識． 労働科学 . 2011

101 日本一般用医薬品連合会・第 243 回広告審査会レポート 2015

102 本間行彦・有熱かぜ症候群患者における漢方治療の有用性・日本東洋医学雑誌 1995

103 本間行彦， 高岡和夫， 與澤宏一ほか・かぜ症候群に対する麻黄附子細辛湯の有用性—封筒法による比較試験—． 日本東洋医学雑誌 1996

104 村岡健一， 吉田哲， 長谷川和正ほか・葛根湯製剤の作用機序の薬理学的検討—イヌに よる体温上昇と免疫能活性について—． 和漢医薬学雑誌 2003

105 宮本昭正， 井上洋西， 北村諭ほか・TJ-19 ツムラ小青竜湯の気管支炎に対する Placebo 対照二重盲検群間比較試験． 臨床医薬 2001

106 藤森勝也ほか・かぜ症候群後咳嗽に対する麦門冬湯と臭化水素酸デキストロメトルファンの効果の

比較（パイロット試験）．日本東洋医学雑誌．Vol. 51（2000-2001）
107 認定NPO法人ささえあい医療人権センターCOML・新・医者にかかる10箇条
108 空飛ぶ処方せん・かかりつけ薬局のための処方せん送受信システム
109 EPARK・処方せんネット受付サービス
110 CareNet.com・エキスパートが質問に回答「インフルエンザ診療」その2
111 一般社団法人日本臨床内科医会インフルエンザ研究班編 インフルエンザ診療マニュアル 2017-2018年シーズン版（第12版）
112 山中昇・専門医講習会テキストシリーズ・ウイルス感染対策
113 一般社団法人日本呼吸器学会・かぜ症候群
114 宮本明彦ほか・咽頭の診察所見（インフルエンザ濾胞）の意味と価値の考察 日大医誌2013
115 医学出版 レジデント2016/1 Vol.9 No.1・かぜの予防に関するエビデンス
116 木村哲ほか・内科学．2002
117 日本産科婦人科学会，日本産婦人科医会・産婦人科診療ガイドライン－産科編2014
118 熱性けいれん診療ガイドライン策定委員会・熱性けいれん診療ガイドライン 2015

119 ジェニファー・アッカーマン著、鍛原多恵子訳・かぜの科学 もっとも身近な病の生態（早川書房）

120 グラクソ・スミスクライン株式会社・かぜ薬購入時のビジネスパーソンと薬剤師のコミュニケーション実態調査

121 エスエス製薬株式会社ホームページ・風邪について

122 テルモ体温研究所・かぜとインフルエンザの違い

123 塩野義製薬株式会社プレスリリース・新規インフルエンザ治療薬候補 S-033188 の国内製造販売承認申請について

124 エーザイ株式会社・ウイルス・菌対策研究所

・綠蠹魚 YLP24

一流的人為什麼不會感冒？

醫師告訴你正確「預防感冒、對抗感冒及快速復原」的 33 種對策

・作者　裴英洙
・譯者　劉愛夌
・封面設計　萬勝安
・內頁排版　張峻榤
・行銷企畫　沈嘉悅
・副總編輯　鄭雪如

・發行人　王榮文
・出版發行　遠流出版事業股份有限公司
100 臺北市南昌路二段 81 號 6 樓
電話 (02)2392-6899
傳真 (02)2392-6658
郵撥 0189456-1

著作權顧問　蕭雄淋律師

ISBN　978-957-32-8399-7
2018 年 12 月 1 日　初版一刷
售價新台幣 300 元（如有缺頁或破損，請寄回更換）

有著作權・侵害必究 Printed in Taiwan

ICHIRYU NO HITO WA NAZE KAZE WO HIKANAINOKA? by EISHU HAI
Copyright © 2018 EISHU HAI
Chinese (in complex character only) translation copyright © 2018 by Yuan-Liou Publishing Co.,Ltd.
All rights reserved.
Original Japanese language edition published by Diamond, Inc.
Chinese (in complex character only) translation rights arranged with Diamond, Inc. through
BARDON-CHINESE MEDIA AGENCY.

遠流博識網 www.ylib.com　E-mail: ylib@ylib.com
遠流粉絲團 www.facebook.com/ylibfans

一流的人為什麼不會感冒？：醫師告訴你正確「預防感冒、對抗感冒及快速復原」
的 33 種對策 / 裴英洙著；劉愛夌譯 . -- 初版 . -- 臺北市：遠流，2018.12
192 面；14.8*21 公分 . --（綠蠹魚；YLP24）
譯自：一流の人はなぜ風邪をひかないのか？: MBA 医師が教える本当に正しい
予防と対策 33
ISBN 978-957-32-8399-7(平裝)
1. 感冒 2. 保健常識

415.237　107018630